Zur Physiologie der Anatomie

von

Dr. Ludwig Mertens.

Berlin, 1841.

T. Trautwein.

„Geheimnissvoll am lichten Tag
„Lässt sich Natur des Schleiers nicht berauben,
„Und was sie deinem *Geist* nicht *offenbaren* mag,
„Das *zwingst* du ihr nicht ab mit *Hebeln* und mit *Schrauben*.

Vorwort von Göthe.

Wenn ein Wissen reif ist, Wissenschaft zu werden, so muss nothwendig eine Krise entstehen; denn es wird die Differenz offenbar zwischen denen, die das Einzelne trennen und getrennt darstellen, und solchen, die das Allgemeine im Auge haben und gern das Besondere an- und einfügen möchten. Wie nun aber die wissenschaftliche, ideelle, umgreifendere Behandlung sich mehr und mehr Freunde, Gönner und Mitarbeiter wirbt, so bleibt auf der höhern Stufe jene Trennung zwar nicht so entschieden, aber doch genugsam merklich. Diejenigen, welche ich die Universalisten nennen möchte, sind überzeugt und stellen sich vor, dass Alles überall, obgleich mit unendlichen

Abweichungen und Mannigfaltigkeiten, vorhanden und vielleicht auch zu finden sei; die Andern, die ich Singularisten benennen will, gestehen den Hauptpunkt im Allgemeinen zu, ja sie beobachten, bestimmen und lehren hiernach, aber immer wollen sie Ausnahmen finden, da, wo der ganze Typus nicht ausgesprochen ist, und darin haben sie recht. Ihr Fehler aber ist nur, dass sie die Grundgestalt verkennen, wo sie sich verbirgt. Da nun beide Vorstellungsweisen ursprünglich sind und sich einander ewig gegenüber stehen werden, ohne sich zu vereinigen oder aufzuheben, so hüte man sich ja vor aller Controvers und stelle seine Ueberzeugung klar und nakt hin. So wiederhole ich die meinige, dass man auf diesen höheren Stufen nicht wissen kann, sondern thun muss, so wie an einem Spiele wenig zu wissen und alles zu leisten ist. Die Natur hat uns das Schachbrett gegeben, aus dem wir nicht hinaus wirken können, noch wollen; sie hat uns die Steine geschnitzt, deren Werth, Bewegung und Vermögen nach und nach bekannt werden; nun ist es an uns, Züge zu thun, von denen wir uns Gewinn versprechen; dies versucht nun ein Jeder auf seine Weise und lässt sich nicht gern einreden. Mag das also geschehen und beobachten wir nur vor allem genau, wie nahe oder fern ein Jeder von uns stehe, und vertragen uns sodann vorzüglich mit denjenigen, die sich zu der Seite bekennen, zu der wir uns halten. Ferner bedenke man, dass man immer mit einem unauflöslichen Problem zu thun habe, und erweise sich frisch und treu, alles zu beachten, was irgend auf eine Art zur Sprache kommt, am meisten dasjenige, was uns widerstrebt; denn dadurch wird man am ersten das Problematische gewahr, welches zwar in den Gegenständen selbst, mehr aber noch in den Menschen liegt.

Das Gerippe.

Unsere Zeit ist die Zeit der Ausgleichung. Sie ist mehr, als jede andere, die Zeit des Geistes, der in allem Eins findet, der Alles gleich macht. Ein Funke dieses Geistes fiel in die Physiologie und entflammte den welthistorischen Gedanken, „dass der Schädel Wirbelsäule ist." Aber ist es die Natur eines zeitgeborenen Gedankens, dass er sich in mehreren Köpfen regt, so ist doch derjenige der wahre Erzeuger nicht, in dem er sich dunkel regt, wenn auch zuerst, sondern derjenige ist es, aus dem er geharnischt als klares Bewusstsein hervortritt. Oken hat das Wort gesprochen, das Wort der Zeit; ihm fuhr der Funke durch Mark und Bein, das Gefühl der Empfängniss eines grossen Gedankens, und was noch mehr, eines in sicherer Ahnung seiner Unendlichkeit empfundenen, eines jener bedeutsamen Gedanken, die sich an die alten Wissenschaften angehängt haben, aus ihnen sich gross nähren und endlich den ausgezehrten Mutterleib verlassen und als neue Wissenschaften, als neue Physiologie und Medizin, ein eigenes frisches Leben beginnen werden.

Die gleichartige Bildung des Schädels und der Wirbelsäule nach Einer Formel war gefunden, ein

Gedanke, welcher, eben weil er wahr ist, so schnell sich einwohnt im Kopfe, dass er, wenn auch nur einen Tag darin getragen, sich wie ein alter Bekannter vom Hause geberdet.

Ich rühme mich des Glückes, eine zweite Formel gefunden zu haben, welche alle übrigen Knochen auf ähnliche Weise gleichstellt und einfach so lautet: diese übrigen Knochen sind allzumal Rippen. Antlitzknochen, Kiefer, Gliedmassen sind eben solche Rippen, wie im Brustkorb. So wie jene Formel ein gleichgliedriges Rückengerippe aufstellt, so die andere ein gleichgliedriges Bauchgerippe. Diese Janus-köpfige Doppelgeburt an Einer Achse, an gemeinschaftlicher Säule, ist das Gerippe. Wenn Oken sagt: „das ganze Scelet ist Ein Wirbel," so sage ich: „das ganze Scelet ist ein Gerippe" — und meine, dass die Sprache vorher gewusst habe, was die Wissenschaft in tiefer Bedeutung einst finden sollte.

Es ist mir nicht unbekannt geblieben, dass schon mehrere Beobachter der Wahrheit in vereinzelten Punkten auf der Ferse waren. Oken hat schon eine Vorahnung des zweiten Typus gehabt, ihn jedoch nicht durchgreifend erkannt und nimmt sogar drei in einander geschachtelte Typen an. Bojanus findet nach Oken's Vorgang den ganzen Rumpf im Kopf wieder, auch Gliedmassen und Brust und ausserdem noch Rippen. Carus setzt sich das echt wissenschaftliche Ziel, nach Einem Urtypus alles zu deuten; allein seine eigene Formel nicht festhaltend, scheidet er unnatürlich Nervenscelet und Eingeweidescelet, findet Wirbel im Antlitz, ebenda allerdings auch Rippen, aber gleichzeitig noch Gliedmassen, begreift die Rumpfgliedmassen unter tertiäre Bildungen — Tertiarwirbel, —, da sie doch nach seiner Formel als Urwirbel hätten erkannt werden müssen. In wie fern jedoch und in wie weit jene Forscher mir zuvorgekommen sind, darüber liegen die Acten Jedermann vor. Was ich hier mittheile, wird seine Selbstständigkeit an der Stirn tragen. Wenn ich die bisherigen Verhandlungen über diesen Gegenstand nachsehe, glaube ich vergleichungsweise und zuweilen mehr durch die Abweichungen, als durch die unabhängigen Uebereinstimmungen zu erkennen, dass ich der Natur nahe gekommen bin. Hat auch mein Blick hie und da geirrt, oder ist der Gedanke vorschnell gewesen, so könnte ich darüber einigermassen getröstet sein, da der Irrthum neben der Naturforschung gleich einem Schatten herschleicht, da ja schon die erste Phase unsers Januskopfes einen Schweif von Irrthümern nach sich zieht, und endlich der Irrthum von den Handbüchern, wie das Crocodil von den Egyptern, verehrt wird. Indessen habe ich in Wahrheit nur den einen Trost, dass alles Irren und Vorgreifen als todtes Wort zu Grunde geht, dass aber die Typen in dem uralten Evangelium des Schöpfers unverwischlich und unverfälschlich immerdar lebendig bleiben und das grosse

Gotteswort der Natur immerdar Recht behalten wird. Dieweil ich aber die andere Hälfte des Januskopfes entdeckt und auch die Familien-Aehnlichkeit erkannt habe und überdiess sowohl die Oken'sche, bis jetzt nur bei übler Beleuchtung gesehene Phase naturgetreu, als auch die von mir gesehene ebenfalls naturgetreu zu zeichnen mir getraue: so bin ich so frei, nichts Geringeres in Anspruch zu nehmen, als das Vergnügen, einen so interessanten Gegenstand zu einiger Wissenschaftlichkeit erhoben zu haben.

Einen Fötus muss man sceletirt ansehen, um an der mittlern Säule die nach rückwärts gehenden Rückenrippchen und die nach vorwärts im grössern Massstab geformten Bauchrippen als gleichartige Bildung zu erkennen. Wie die Rippe dreitheilig sich darstellt als Rippen-Bogen, Knorpel und Brustbeinstück, welches letztere mit dem anderseitigen sich begegnet und das Schlussstück bauchwärts bildet, so stellen sich auch die Rückenrippchen als dreitheilig dar in dem Bogen, der gewöhnlich nur rudimentären Knorpelverbindung und dem Dornstück, welches letztere mit dem gegenseitigen sich aneinander neigt, so dass beide die Schlussstücke rückwärts ausmachen. Wir wollen uns jedoch bei der alten Zweitheiligkeit beruhigen, mit dem Bogen- oder Seitenstück und dem Schluss- oder Deck- oder Dornstück. Der sogenannte Körper am Wirbel ist beiden Bildungen gemeinsam und wird wohl besser vereinsamt bezeichnet als Säulenstück oder Säulenglied. So ein Säulenstück mit seinem einen Rippenringe nach der Rückenseite, mit dem andern nach der Bauchseite behaftet, stellt ein Glied des Leibes dar. Die Säule mit dem Brustbein zusammenzustellen, leidet die Betrachtung im Grossen und Ganzen nicht. Vielmehr weist sich die Säule als stammige Mitte, als Mittelrippe aus, während die Verzweigungen rücklings und bauchwärts als Seitenrippen, zu Ringen geschlossen, zwei röhrige Kegel bilden, die entgegnet auf einander liegen und ein mehr cylindrisches Ganzes darstellen.

Das Rückengerippe.

Die Rückenrippen stehen mit der Säule in engerer Beziehung: ein jegliches Paar mit einem Säulengliede ist fest verwachsen und stellt einen Ring dar, einen Wirbel. Deshalb soll hier die natürliche Anordnung bewahrt, und die Säulenglieder sollen zugleich mit den angehörigen Rückenbogen zusammen betrachtet werden im Rückengerippe. Die vorderen Wirbel desselben sind nun die

Kopfwirbel,

welche den Schädel ausmachen.

Folgt man dem Säulenstocke von hinten nach vorn, so sieht man ihn in den Grundtheil des Schädels übergehen, und die säulenartige Natur ist unverkennbar, zumal wenn man ihn bei niederen Thieren sieht. Meistentheils stellt er sich als zu Einem Stück verwachsen dar, und läuft von dem Hinterhauptsloch her immer mehr sich zuspitzend in den Siebbeinkamm aus. Es ist hiermit zugleich die Grenze gesteckt, bis wie weit der Wirbeltypus zu suchen ist. Es stimmen darin wohl die meisten Ausleger überein, dass der Schädel eigentlich nur bis zu diesem Punkte gehe; aber indem fast bei allen die Dreizahl der ächten Schädelwirbel als Dogma gilt, so fühlen doch viele derselben zugleich die Unzulänglichkeit und schieben noch verkümmerte Wirbel dazwischen, dann aber gehen sie auch wohl über die Säule hinaus, verkennen Antlitztheile, nehmen sie als ächte Wirbel oder bringen sie als Antlitzwirbel in Rechnung. Daher die Angabe der Zahl sehr verschieden und dabei immer höchst zweideutig.

Ich habe auf dem ausgesteckten Felde fünf Wirbel gefunden, ächte Schädelwirbel, unverkümmert und vollständig. Obgleich diese Norm für alle Wirbelthiere gültig ist, so beschränke ich mich aus guten Gründen, freilich etwas gewaltsam, auf die Klasse der Säugethiere in der Ausführung.

Das zuspitzige Kopfsäulenstück trägt nicht so offen seine Fünfgliederung dar, als die Gelenkbildung zwischen je zwei Wirbeln ausser dem Plane liegen musste. Deshalb tritt der Nachweis hier etwas weniger schlagend ein. Eine fast constante Trennung, bei Thieren namentlich, findet sich zuerst zwischen dem sogenannten Hinterhauptkörper und dem Keilbeinkörper, der die grossen Flügel trägt, auch hinteres Keilbein genannt. Das andere Gelenk findet sich zwischen diesem und dem vordern Keilbeinkörper, der die kleinen Flügel trägt, und als dessen Fortsetzung man meistentheils den Siebbeinkamm angesehen hat. Dies wären die alten drei Körper. Fast immer wird aber das Scharrbein als unteres Blatt des dritten Körpers, oder als vierter Körper, oder als, ich weiss nicht, wie vielster, sicher als Spitze der Wirbelsäule angesehen. Und wenn man seinen Sinnen trauen dürfte, so ist nichts anschaulicher; aber es ist dennoch anders. Wir stellen uns in die Mitte, auf den Keilbeinkörper, als den am reinsten dargestellten. Das vor und hinter ihm liegende Säulenstück besteht jegliches aus zwei Gliedern. Die Verwachsung im Hinterstück ist in der Regel vollkommen, jedoch finden sich Spuren früherer Trennung beim Lamm, mehr beim Hasen, bei den Seehunden, Delphinen. Bei den letzteren wie beim Schnabelthier finden sich in der Mitte des Stücks Lücken, welche das alte Gelenk bezeichnen. Auch könnte das Maass etwas gelten, welches in der Regel die doppelte Länge des mittlern Körpers beträgt.

Was nun den vordern Keilbeinkörper mit seinem Siebbeinkamm betrifft, so sind dies ebenfalls zwei Glieder der Säule, deren Grenze leicht zu finden ist, wenn man nur in einige Thierschädel sieht, oder besonders auf Durchschnittsflächen, oder von unten zwischen das Scharrbein und den Keilbeinschnabel hineinsieht. So sehe ich bei jungen Ziegen, wo das Scharrbein nicht dicht aufliegt, von dem vordern Keilbeinkörper und zwar von dessen angeschwollenem Vorderende, das eben so angeschwollene Hinterende des ersten Körpers unter einem Winkel plötzlich gegen das Stirnbein aufsteigen. Platter und breiter ist das erste Glied beim Rind und erscheint bei vorragendem Schnabel des Keilbeinkörpers zwischen diesem und dem Stirnbein als senkrechte Platte des Siebbeins. Untersucht man die Säule am Foetus, so findet man eine ungegliederte Knorpelgerte, die gegen das Stirnbein spitzig zulaufend endet, und nichts mit den vorliegenden Antlitzknochen zu thun hat. Der alte Hinterhauptkörper enthält also das fünfte und vierte Glied; das dritte ist der hintere Keilbeinkörper; und das zweite und erste ist in dem vordern Keilbeinkörper und Siebbeinkörper enthalten. — Ich benenne die Wirbel:

den fünften-Geschmackwirbel,
den vierten-Gehörwirbel,
den dritten-Gefühlwirbel,
den zweiten-Gesichtwirbel,
den ersten-Geruchwirbel,

eine Bezeichnung, welche mehr einer tiefern Bedeutung der Wirbel entnommen und mehr von ihrer geistigen Behaftung entlehnt ist, als von ihrem wesentlichen Bau, welcher eben ja nur gleichartig ist.

Ich weise nun die zu den fünf Säulengliedern gehörigen Rückenrippen nach und zwar zuerst die Bogen- oder Seitentheile. Am fünften Wirbel sind sie leicht gefunden und werden sogar gewöhnlich als Bogentheile des Hinterhauptbeins angesprochen; und zwar häufig sowohl von der Säule als dem Deckstück (Schuppe) mit reinem Schnitt natürlich getrennt.

Daneben muss nach vorn der Ohrwirbelbogen liegen, und das Auge sieht sich das Felsenbein aus. Allein das Urtheil vieler Beobachter wehrt sich dagegen. Oken sieht es als dem Gehörorgan eigenthümliches Knochengebilde an, Bojanus als ein Eingeweide, Meckel als die zwischen dem Hinterhaupts- und Keilbeinkörper herausgedrängte Körperhälfte seines zweiten Wirbels, wohl fühlend, dass hinter dem Keilbein zwei Wirbelkörper sein müssten. Aber wenn die ersten Ansichten von ihrer Seite richtig sein mögen, so deuten sie nichts, und der Meckel'schen Ansicht, abgesehen davon, dass sie durch die obige Nachweisung als erledigt erscheint, könnte mann entgegnen, dass es wider die Tendenz des Säulenstocks wäre, wenn er eine so gewaltsame Metamorphose zu nebengeordneten Zwecken erlitte. Das Felsenbein ist eingeschoben und gehört dem Bauchtypus an, hat aber dabei das Bogenstück des vierten Wirbels von seinem Säulenstück gedrängt nach oben und vorn, und dieser verschobene Bogen ist die Schläfenbeinschuppe, welche nur mit dünnem Ueberzuge über das Felsenbein weg nach dem zugehörigen Körper sich verbindet, während jedoch oftmals dieser Zusammenhang fast unmittelbar ist.

Als dritte Bogen sind die vom dritten Säulenstück aufsteigenden grossen Flügel wieder leicht zu erkennen. Diese sogenannten grossen hintern Flügel finden sich aber bei Thieren oft eben so gross wie die sogenannten kleinen vordern Flügel, oder kleiner sogar als diese, woraus sich die Gleichartigkeit der Theile herausstellt.

Somit haben wir auch die zweiten Bogen in den vordern Flügeln gefunden, die, vom zweiten Säulenstück aus betrachtet, noch leichter ihre Abhängigkeit von demselben präsentirt hätten.

Seitlich entwachsen dem ersten Körper, dem Siebbeinkamme, die ersten Bogenstücke, treten als Augenhöhlentheil des Stirnbeins besonders im foetus deutlich heraus, wo dieser Theil ganz getrennt von der Stirnschale ist und schroff und fast rechtwinklich mit ihr zusammenstösst.

Die Richtigkeit dieser Angaben wird ausserdem dadurch anschaulich, dass mann einen flüchtigen Blick an den oberen Rändern dieser fünf Seitenstücke entlang streifen lässt und sie ziemlich in einer Höhe findet. Die Probe müssen sie auch in sofern halten, als an den Bogenstücken die Querfortsätze sich bilden. So stellt der fünfte Bogen seinen Fortsatz deutlich dar, kolossal beim Schweine; der vierte sperrt seinen Jochfortsatz vorwärts, der dritte seinen Flügelfortsatz abwärts und eben so der zweite und erste abwärts. Beide letztern sind gewöhnlich rudimentär und verkrüppelt durch die vorwiegende Plattenbildung.

Wir standen vorn beim ersten Seitenbogen, dem Augenhöhlentheil des Stirnbeins, und erkennen aus seiner Verbindung mit der Schale in eben dieser Schale die beiden Deckstücke, welche die Bogen schliessen. Sie beginnen also die Reihe von Schluss- oder Dornstücken, welche die Bogen zu Ringen vervollständigen.

Ihnen folgt das zweite Paar, die Scheitelbeine, welche über die Seitenbogen sich meistentheils nur theilweise legen, am wenigsten da, wo sie am meisten entwickelt sind, auf Kosten der Bogen. So schicken beim Menschen die kleinen Flügel nur ein schmales Brückchen nach dem vordern Winkel. Dieses überwiegende Wachsen des Augenwirbelverdeckes deutet auf die Vornehmheit des zugehörigen Sinnes. Mit Gewalt werden die Schutzdecken der Wirbel für die subalternen Sinne nach hinten geschoben, dass diese bald ganz klein zusammenkriechen, bald übereinander sich legen, wie Eisschollen im Wellendrang, und oft nur ihr oberer scharfer Rand äusserlich sichtbar ist.

Diese folgenden drei Paare verwachsen in der Regel völlig und bilden eine Schale, welche man die Hinterhauptschuppe genannt hat. Freilich lässt sich mit dieser Bezeichnung nicht alles fassen, weil die bezeichneten Plattenpaare es zuweilen verschmähen sich zu vereinigen. So bleibt das dritte Paar in urtypischer Gesondertheit bei den Nagern, und man spricht dann von ossa interparietalia oder interoccipitalia, oder mit noch anderen Namen, und die übrigen beiden Paare heissen dann noch Hinterhauptschuppe. Und wenn nun gar auch das vierte Paar sich verkriecht, so wird immer noch das restirende fünfte Paar gleichfalls Hinterhauptschuppe genannt. Ja, diese Schuppe ist eine geheime Verbindung von drei Gliedern, um den beiden vorderen Gliedern, den Stirn- und Scheiteldecken, es gleich zu thun, so dass sie durch den Schein dreier gleich grosser Schalen die sorglosen Beobachter getäuscht und ihnen die Trinitätslehre aufgeredet hat. Jene geheime Dreigliedrigkeit in der Hinterhauptschuppe weist sich urtypisch offen und gesondert nach bei jungen Hunden, Schaafen, Affen, Menschen etc. etc. Dieser Ursprug der Schuppe aus mehrpaarigen Scherben ist von Meckel als beständige Bildung erkannt. Bojanus hat sogar ein von der Schuppe gesondertes Deckstück anzunehmen vorgeschlagen. Soll ich aber die Dreipaarigkeit nach der einschaligen Hinterhauptsschuppe bestimmen, so reicht das dritte Paar bis zur obern halbzirkelförmigen Linie, das vierte Paar bis zur untern Bogenlinie, das fünfte Paar von da ab bis zum Hinterhauptloch. Das dritte Paar schaut nach den grossen Keilbeinflügeln, das vierte nach der Schläfenschuppe, als den zugehörigen Bogen. Obgleich sie ganz weg von diesen gedrängt erscheinen, so stehen sie doch zuweilen durch eine schmale Brücke mit ihnen in noch sichtbarer Verbindung. So sehe ich häufig bei jungen Thieren und auch beim menschlichen Fötus von den hinteren Flügeln zwischen Schläfenschuppe und Scheitelbein eine schmale Brücke sich hinaufziehen bis zum dritten Paar, das den Scheitelbeinen zunächst liegt. Bald ist sie an der Aussenfläche, bald an der Innenfläche mehr sichtbar, und nimmt denselben Zug, welchen die harte Hirnhautfalte nimmt, um das Tentorium zu bilden. Diese Knochenbrücke legt sich auch zuweilen in diese Falte und so entsteht das knöcherne Zelt, welches deutlich in die meistens sich steil stellenden dritten Platten übergeht. Von dem hintern Winkel der Schläfenschuppe pflegt dann auch eine flachere Knochenfalte an das Tentorium von unten sich anzulegen, (wobei die grossen Queerblutleiter dazwischen genommen werden), und ebenso unmittelbar in das vierte Paar überzugehen, das, ebenfalls senkrecht, grösstentheils das dritte Paar bedeckt. Darüber legt sich dann das fünfte Paar, welches also die beiden oberen Drittel der sonstigen Hinterhautschuppe deckt, so dass die oberen Ränder aller drei Paare dicht hinter einander liegen und den Scheitelbeinen sich anlagern. Aeusserlich sind dann die einzelnen Ränder durch ebnende Nachbildung verwischt, dabei aber auf der Durchschnittsfläche deutlich dreifach, oft jedoch nur in der Verdickung dem Beobachter auffällig. Daraus lässt sich auch erklären wie man es als Ausnahme ansah, wenn sich, wie beim Schwein, die sogenannte Hinterhauptschuppe nur aus einem Stück bildet, welches das fünfte Paar ist, vor dessen oberm Theil die anderen beiden Paare mehrentheils verdeckt liegen.

Diese Uebereinanderschiebung kommt in der Regel nur bei knöchernem Zelt vor und hat dieselbe Bedeutung: Knochenbrücke uud Deckenpaar ist nach innen gedrängt. Das Steile der Plattenstellung ist ebenfalls nur eine Folge des gewaltsamen Dranges von vorn nach hinten.

Ich sprach oben von der Verbindung der Schläfenschuppe mit ihrem Deckstücke, welche zuweilen an der innern Fläche sichtbar ist. Aeusserlich zeigt sich dieselbe ebenfalls gar häufig. Die Schuppe liegt mit ihrem hintern Theile etwas höher, als mit dem vorderem, so dass sie nicht selten unmittelbar an ihr Dach stösst. Wo aber das zwischengeschobene Felsenbein durch ungeheure Aufblasung diese bequeme Verbindung stört, zerrt es dieselbe zu einem schmalen Bändchen aus, das über der Gehörblase wie ein Reifchen liegt (Dipus sagitta). Indem ich versucht habe, die Verbindung der verschobenen Dachstücke mit ihren zugehörigen Seitenbogen nachzuweisen, hat sich ein grosses Beispiel aufgestellt, wie unverbrüchlich die Natur ihre

Grundformeln befolgt. Und ich weiss nicht, ob die Einfachheit des Entwurfes, oder die geniale Kühnheit in der Ausführung mehr Bewunderung verdient.

Halswirbel.

Der Halswirbel finden sich immer sieben an Zahl. Zwar geben ältere Beobachter bei einigen Cetaceen nur etwa fünf an und auch noch weniger. Jedoch war dies nur die Folge unvollkommener Untersuchung, die allerdings sehr verfänglich ist, da dieselbe es gerade hier mit grösstentheils verwachsenen und zugleich verkümmerten Wirbeln zu thun hat. Genauere Besichtigungen lassen immer sieben Wirbel herausfinden, kommt es auch zuweilen vor, dass einzelne nur papierdünn sind und den Nachbarn unscheinbar ankleben. Man hat diese Neigung zur Verwachsung für eine Vorbereitung zur Schädelbildung ausgegeben. Allein dann müsste sich dieselbe eher finden, wo der Schädel eine mächtigere Vorbedeutung hat. Sie ist vielmehr eine gehemmte Entwickelung, welche einerseits die Glieder unentwickelt lässt, andererseits aber bei solcher Vernachlässigung ihr gesondertes Bestehen nicht bewahren kann. Daher erscheint der Hals der Cetaceen nicht bloss kurz, sondern auch in der Regel zu einem Stück verschmolzen. Und es kann überhaupt das Gesetz aufgewiesen werden, dass der erste Grad der Hemmung sich nur auf die Verkleinerung beschränkt, dem zweiten aber ein Behaupten der Mehrheit in gesonderter Weise nicht mehr gelingt, und so gewissermassen ein summarisches Verfahren der Entwickelung eingeleitet wird, welches alle Theile als ein Ganzes behandelt.

Wie man angegeben hat, dass die Siebenzahl nicht immer erreicht werde; so sah man es hinwiederum als eine grosse Merkwürdigkeit an, dass sich auch mehr Wirbel fänden, namentlich beim Ai neun. Meckel bestätigt da, wo er von den Halswirbeln handelt, diese Angabe: „ich selbst habe an zehn von mir untersuchten gewöhnlichen Ai's dieselbe Anordnung gefunden, so dass über ihre Beständigkeit kein Zweifel sein kann.“ Zur Widerlegung und Erläuterung bediene ich mich desselben Gewährsmannes: „beim Ai sitzt ein sehr ansehnlicher Knochenkern vermittelst eines breiten Knorpels auf der Spitze des Querfortsatzes des neunten Halswirbels, ohne mit dem Körper verbunden zu sein. Durch ihn wird dieser Halswirbel plötzlich sehr viel breiter, als die übrigen. Merkwürdig ist es, dass beim Ai an derselben Stelle sich auch am achten Halswirbel ein, aber viel kleinerer, Knochenkern findet, sofern hierdurch diese beiden Wirbel Rückenwirbel werden.“ Man hätte also bei Wirbeln, welche noch wirkliche Rippen haben, gar nicht von Halswirbeln sprechen sollen; aber die ersten Finder des achten und neunten Halswirbels hatten die Rippen, welche daran hingen, wohl nicht gesehen. Wenn Meckel ferner seine Verwunderung darüber ausspricht, dass sich einerseits, wenigstens nach einem Skelet in der Pariser Sammlung zu schliessen, bei Bradypus torquatus nur acht, andererseits beim Unau auf die gewöhnliche Weise nur sieben Halswirbel fänden: so unterliegt es keinem Zweifel, dass diesen achten Halswirbel der Anfertiger des Scelets gemacht hat, indem er die wahrscheinlich wie beim Ai etwas fragmentarische Rippe schonungslos wegschnitt. Die vorderen Enden der Rippen sind bei diesen verwandten Thieren überhaupt sehr unentwickelt, wie aus den winzigen Knorpel- und Brustbeinstücken zu sehen ist. Die Siebenzahl der Halswirbel stellt sich also als unverbrüchliche Formel für die Säugethiere heraus.

Die Bildung der Halswirbel, wie verschiedenartig auch die Ausführung im Bau sein mag, ist doch immer nach dem Grundrisse aller Wirbel, und kaum bedarf es der Erwähnung, dass der Atlas mit seinen Gelenkfortsätzen sich denen des letzten Kopfwirbels platt einlenkt, während seine Verbindung mit dem Säulenstück locker ist; dass ferner der zweite sich mit jenem ersteren auf dieselbe Weise zusammenfügt, ausserdem aber noch von seinem Säulenstück einen zahnartigen Vorsprung in die vordere Rundung desselben schickt, so dass der Zahn gleichsam eine Angel für die Drehung wird. Ueber diesen Zahn haben sich viele Meinungen erhoben, unter anderen diese, dass er ein Zwischenwirbelrudiment sei. Hält man sich daran, dass er aus einem besondern Paare Kernen entsteht, so könnte man ihn für einen Wirbelkörper halten, zu dem freilich die Bogen gesucht werden müssten. Aber diese könnte man im Atlas finden, der sich aus zwei blossen Bogenhälften wahrscheinlich zusammenfügt. Denn Meckel hat gezeigt, dass der sogenannte Körper des Atlas erst spät zum Vorschein kömmt, meistens erst in der Mitte des ersten Lebensjahres und sehr selten vor der Geburt. Doch diese sehr späte Bildung scheint vielmehr eine nachwüchsige Verbindung der Bogenhälften zu sein. Betrachtet man jedoch endlich wie sehr der Zapfen des Epistropheus im Atlas einem Säulenstücke ähnlich gelagert ist, so darf man ihn für den Körper des Atlas halten, der mit dem Aufhängebande in der Bedeutung der Zwischenwirbelbandscheibe sich anfügt an den Körper des letzten Hauptwirbels.

Die Deckstücke, welche einen Wirbel rückwärts schliessen, und die wir an den Wirbeln des Hauptes als platte Schalen und Scherben kennen gelernt haben, werden für alle übrigen Wirbel mehr und mehr solid und dornig, und nur in der seitlichen Spaltung dieser Dornen wird noch hie und da ihr paariges Verwachsen zweier Schlussstücke angedeutet. Dies hat insbesondere auf die Dornfortsätze der Halswirbel Gültigkeit.

Dagegen haben diese Wirbel eine Eigenthümlichkeit, welche die Entwickelung der sogenannten Querfortsätze angeht. Man führt darüber an, dass sie sehr stark gebildet seien, so dass sie, wenn auch nicht alle, doch die meisten noch die geräumige Gefässöffnung in sich enthalten; sie seien meistens nach aussen gespalten, haben aber dabei gar häufig eine doppelte Wurzel, so dass die eine vom Bogentheile, die andere vom Körper entspringe, und dazwischen sich das Gefässloch öffne. Alle diese eigenthümlichen Erscheinungen hätten misstrauisch machen sollen gegen die einfache Ansicht von blossen Querfortsätzen und eine genauere Prüfung hätte ergeben müssen, dass man es hier mit etwas mehr, als mit solchen allein zu thun habe. Schon hatte Albin bei dem siebenten Wirbel und auch bei den nächsten darüber liegenden die besonderen Knochenkerne gesehen, die sich den Querfortsätzen anlagern. Meckel fand sie auch theilweise bei den oberen Wirbeln und hielt dieselben, da sie am siebenten zuweilen fingerlang werden, wie Oken und Beclard, für Rippenrudimente. Derselbe hat auch in den oberen Halswirbeln des Schnabelthiers ein Gleiches wiedergefunden. „Der erste ist . . . . mit zwei von oben und unten stark ausgehöhlten Gelenkfortsätzen und kurzen aber breiten oberen Querfortsätzen versehen. Unten und hinten schickt der von vorn nach hinten breite Körper von dem äussern Ende seines hintern Randes zwei beträchtliche, nach aussen gerichtete Fortsätze, offenbar die unteren Wurzeln der Querfortsätze, ab. Die Querfortsätze (des zweiten) sind kurz, nach hinten gewandt und bestehen aus einem obern und einem untern Aste, die über einander liegen. Diese tragen ein einfaches, grosses viereckiges Knochenstück, welches durch Knorpel mit ihnen verbunden ist und die Lücke zwischen ihnen in ein Loch verwandelt. Deutlich erscheint hier die Bildung des Atlas wieder, indem jene Fortsätze am ersten und zweiten Halswirbel rippenartig sind." Wenn auch nicht so augenscheinlich, doch noch immer gut erkennbar stellen sich diese besonderen Rippenbruchstücke an allen Halswirbeln zu Tage. An den menschlichen ist es das Stückchen, welches vom Körper ausgehend nach dem Querfortsatz hinauf sich zieht und das Gefässloch dazwischen offen lässt. Besonders deutlich sind sie bei den Ameisenfressern. Diese Rippenstümpfe liegen auch mit den Brustrippen in demselben Niveau, wie die Querfortsätze der Brustwirbel mit denen der Halswirbel. Ich habe diese eigene Bildung hier zur Sprache gebracht, weil sie kurzweg in die Rubrik der Querfortsätze gezogen ist und also den Wirbeln mit beigegeben, da sie doch, nur durch die Verwachsung an diese gekommen, ursprünglich dem Bauchrippentypus angehört. Daher mag der Gegenstand vor der Hand ruhen.

Brustwirbel.

In den Brustwirbeln tritt schon ein freieres Spiel in Hinsicht der Anzahl ein. Diese sinkt theils unter die des Menschen herab, theils übertrifft sie dieselbe fast um das Doppelte. Dazu kömmt noch eine gewisse Unsicherheit der Angaben; denn da man sich bei der Zählung dieser Wirbel durch die Rippen bestimmen lässt, diese aber, wo sie nicht einigermassen vollständig sind, zu keiner Anerkennung kommen, so ist das Resultat ein etwas schwankendes. So haben wir gesehen, dass ächte Brustwirbel noch zu den Halswirbeln gezählt wurden, und es liessen sich manche Beispiele beibringen, wo noch Brustwirbel als Lendenwirbel betrachtet werden, hingegen auch wohl diese zu Brustwirbeln gemacht werden. Jedoch wir werden später finden, dass die Bestimmung und Abzählung nach den Rippen im Allgemeinen keinen specifischen Grund in sich trägt, dass vielmehr jedem Wirbel seine Rippe entspricht und in dieser Beziehung alle ebenbürtig sind. Eben so ist es keine Besonderheit der Brustwirbel, dass zuweilen die Durchgangsöffnung für die Rückennerven in den meisten, namentlich hinteren Rückenwirbeln in eine vordere und eine hintere zerfällt, deren vordere nicht durch zwei, sondern bloss durch einen Wirbel gebildet wird, in welchem sie sich weit nach hinten, durch eine knöcherne Leiste begrenzt, befindet, oder auch dass seltner die Oeffnung durch eine Knochenleiste in eine obere und untere Hälfte getheilt wird; denn ähnliches kehrt nicht bloss in den Lendenwirbeln wieder, sondern auch ganz stehend in einigen Kopfwirbeln.

Bauchwirbel.

Es ist von den Beobachtern bemerkt worden, dass die Querfortsätze an den Brustwirbeln nicht so stark entwickelt seien, als an den Hals und Bauchwirbeln. Allein wenn man den Begriff des Querfortsatzes feststellt, so möchte sich das Gegentheil herausstellen. Denn man hat jeden Knochendorn, der seitlich vom Wirbel entspringt, kurzweg Querfortsatz genannt und, unbekümmert um die genetische Natur, ganz verschiedene Bildungen unter dem Scheine flüchtiger Aehnlichkeit zusammengebannt. Wenden wir auf die Querfortsätze der Brustwirbel unsern Blick, besonders bei Thiergerippen, so gewinnen wir die Einsicht, dass diese Fortsätze nur verstärkte sogenannte Gelenk- oder schiefe Fortsätze sind, und dass sie sehr häufig eben in der unbedeutenden Rolle ursprünglicher Bestimmung verharren. Daher der häufige Mangel besonderer, ächter Querfortsätze bei Thieren. Wir können diese Betrachtung nicht abschliessen, ohne auf die Hals- und Bauchwirbel vergleichender Weise zu blicken. Folgen wir dem Zuge der Querfortsätze von der Brust nach dem Halse, so finden wir die entsprechenden Vorsprünge wieder, aber mehr in der Natur verstärkter Gelenkfortsätze. Denn die Verstärkung von dem Körper der Halswirbel her haben wir als eine den Querfortsätzen ganz heterogene Bildung erkannt, und wir finden also die eigentlichen Querfortsätze im Sinne derjenigen, welche wir an den Brustwirbeln so benannt finden, ganz schwach. Streifen wir dagegen an den Brustwirbelquerfortsätzen mit dem Blicke abwärts, so gelangen wir immer in die sogenannten Nebenfortsätze der Lendenwirbel, welche über und vor deren Querfortsätzen liegen. Diese Nebenfortsätze rücken aber abwärts immer näher den Dornen und immer mehr aus der Linie mit den ihnen analogen Querfortsätzen der Brustwirbel. Bei Thieren geschieht dies so stark, dass sie mehr rückwärts als seitlich, mehr den Rükkendornen ähnlich ragen, und man hat sie deshalb Nebendornen genannt. Aber diese Nebendornen weisen sich erstens hier als stark entwickelte Gelenkfortsätze aus und zweitens im Verfolge als die analogen Bildungen der Querfortsätze der Brustwirbel. welche auch schon an Ort und Stelle sich als Entwicklung eines Gelenkzahns herausstellen. Wir behalten nun noch die grossen seitlichen Fortsätze der Lendenwirbel als eine jener Anordnung ganz ungleichartige Bildung zur Deutung übrig.

Sehen wir ihren Ursprung an, der ganz dem Wirbelkörper angehört, und zwar unter dem sogenannten Nebenfortsatz, den wir als Querfortsatz im Sinne der an den Brustwirbeln sitzenden erkannt haben, lassen wir ferner das Auge an den Brustrippen nahe den Ansatzpunkten an die Wirbel nach abwärts vorüberfliegen, so gelangen wir unmittelbar in die langen seitlichen Fortsätze der Lendenwirbel über, erkennen sie als gleichbedeutend und zwar als kurze verstümmelte Rippen der Lendenwirbel, mit denen sie hart verwachsen sind. Diese den Lendenwirbeln einverleibten rippigen Fortsätze gehören also nicht dem Rückentypus an, sondern dem Bauchtypus; und es soll daher die nähere Betrachtung am gelegenen Orte wieder aufgenommen werden.

Kreuzwirbel.

Die Kreuzwirbel folgen ganz dem gewöhnlichen Typus, nur ist ihre Verwachsung zu einem Stück durch Verknöcherung der Faserknorplichen Verbindung dieselbe, wie wir sie bei den Kopfwirbeln kennen gelernt haben. Diese Verschmelzung erstreckt sich auch häufig auf die Fortsätze zu leistenartigen Vorsprüngen. Es ist aber die Verwachsung auch häufig nur theilweise, woher denn die geringere Anzahl der Wirbel des Kreuzbeins zu erklären, da nur die festverwachsenen als solche angesehen werden. Auch die seitlichen Vorsprünge sind nur ein Ergebniss der allgemeinen Verschmelzung. Diese seitlichen Leisten sind schon von Meckel als den eigentlichen Wirbeln des Kreuzbeins nicht zugehörig erkannt. „Da es aus mehreren Wirbeln besteht, so entwickelt es sich aus einer beträchtlichen Anzahl von Knochenstücken, deren Zahl sich wegen der Grösse mehrerer seiner Wirbel noch vermehrt, so dass z. B. beim Menschen in den drei obern Wirbeln zu den gewöhnlichen Stücken auf jeder Seite an dem Bogentheile noch zwei ungewöhnliche, vordere, den Rippen entsprechende, kommen.“ Jedoch erstreckt sich dieses Hinzukommen seitlicher Auswüchse, besonders schon von dem Körper anhebend, auf alle einzelne Wirbel des Heiligenbeins, wenn auch bei den letzteren mehr verkümmert. Und es ist augenfällig, dass wir es hier wieder mit Rippen zu thun haben, die freilich nur in Fragmenten vorhanden sind, und zwar mit einander verschmolzen bis auf eine Stelle, wo die Rippen sich an die Wirbel legen. Dort nämlich sind Oeffnungen, die Reste der alten Intercostalräume, welche Oeffnungen, von vorn gesehen, vordere Kreuzbeinlöcher und dieselben Löcher, von hinten angesehen, hintere Kreuzbeinlöcher schulmässig benannt werden, eine arge Mystification, wie sie höhnisch in diesem Felde noch häufig mit unterläuft. Die Kreuzbeinrippen sind also im übrigen verwachsen, und haben ausserdem, dass sie mit den seitlichen Bauchwirbelfortsätzen (Rippen) in demselben Niveau liegen und in jeder Weise gleichbedeutend sind, auch zuweilen d e n Punkt der Aehnlichkeit, dass diese Rippenstummeln der Bauchwirbel einige Neigung haben sich an ihren Enden zu verbinden, wenn auch nur knorplich. An und auf diese verwachsene Rippenverstümmlung des Kreuzbeins lagern sich die Seitenwandbeine des Beckens.

Schwanzwirbel.

Die Wirbel des Schwanzes sind beim Menschen so gering an Zahl und Grösse, dass sie sich fast der Betrachtung entziehen; dagegen erreichen dieselben bei Thieren eine solche Vielheit und Bedeutung, dass sie theils an Zahl alle übrigen Wirbel zusammen übertreffen, theils in ihrer Ausbildung einen wichtigen Theil für gewisse Thiere darstellen. Bei diesen letzteren sind dann auch die einzelnen Wirbel an der Wurzel des Schwanzes in typischer Vollständigkeit, und den Rückenwirbeln ganz entsprechend. Aber so wie bei diesen die Deckstücke anfingen dornig zu werden, ohne zur Wölbung des Markkanals beizutragen, so sinken auch die Bogenstücke immer mehr und mehr an einander zu soliden Dornen. So geht zuletzt die Höhlung ganz verloren, indem die dornig gewordenen Rückenrippchen mehr und mehr zu kleinen Knötchen verschrumpfen und zuletzt ganz verschwinden, während der blosse Säulenstock noch einige oder auch mehrere Glieder entwickelt. Die Gelenkfortsätze sind zuweilen ganz besonders stark entwickelt, auch nach den Seiten hin als Querfortsätze. Von diesen hat man jedoch noch die nach unten strebenden Fortsätze zu trennen für nöthig befunden und dieselben „untere Dornfortsätze“ genannt. Allein sie haben ihre besondere Bedeutung, welche an geeignetem Orte vorgelegt werden soll.

Verbindung.

Wir haben bis jetzt das Rückengerippe mehr in seiner Zerstückelung, Gliederung und Erstarrung kennen gelernt. Wir müssen einen Schritt weiter thun, um in seinem Zusammenhang ein grösseres Ganze, eine höhere Einheit zu erblicken.

Das Knochensystem hat eine häutige Grundlage als erste Entwickelungsstufe, in der es auch bei niederen Thieren verharrt; dann sehen wir eine knorplige Metamorphose in der häutigen Membran als zweite Stufe und daneben in der Regel auch noch den ursprünglichen Mutterboden erhalten. Zuletzt aber erstarrt dieser Knorpel allmählig in einzelnen Punkten und wird knochig und so finden sich gar häufig alle drei Stufen neben einander. So krystallisiren aus den seitlichen Beinhautplatten, welche das Mark umschliessen, einzelne Knorpel-Strahlen als Wirbelrippchen; zwischen diesen bleibt die Platte häutig. Sodann verknöchert die Mitte der Knorpelbogenstücke, und so liegen alle drei Stufen neben einander. Unten in einer grössern Auftreibung jener Urbeinhaut gerinnen die entsprechenden Glieder des Säulenstocks knorplich, indem zwischen ihnen die Mutterhaut bleibt. Diese Knorpelkörper verknöchern von der Mitte aus; dabei bleiben die Enden knorplich. Wiederum die drei Stufen. Jene Knorpelenden, ganz in der Bedeutung der Epiphysen, stellen später Knochenscheiben dar, welche durch eine Knorpellage mit dem Körper und ebenso durch dünnen Knorpelüberzug mit dem Zwischenbandgewebe, welches die Wirbelkörper verbindet, zusammenhangen. Dieses Zwischenbandgewebe, sei es sogenannter Faserknorpel, oder Gelenkkapsel, ist die Beinhautstufe. So wie die Säulenstücke mit den Wirbelringen dieselbe Stufe darstellen, so stellt der ganze biegsame Zwischenraum ebenfalls eine gemeinsame Stufe dar. Daher finden wir die Verbindung zwischen dem letzten Kopfwirbel und dem ersten Halswirbel häutig; daher ist das gummige Faserknorpelgewebe zwischen den Wirbelkörpern, das gelbe elastische zwischen den Bogen, die dehnbaren Zwischendornbänder und die über die Spitzen der Dornen hervorragenden, welche letzteren in dem Nackenbande und der Sehnenhaube des Kopfes wieder erscheinen — Alles dies das Gewebe derselben Stufe. Während in dieser Stufe die kleinen Gelenkkapseln an den Bogentheilen reiner die häutige Stufe darstellen, bildet das Faserknorpelgewebe mehr den Uebergang zu dem Knorpelgewebe. Im Säulenstück des Kopfes ferner wird während der frühern Periode schon die Zwischenverbindung knorplich, und ebenfalls die zwischen den Seiten- und Deckstücken. Dies zeigt sich besonders deutlich bei den sich langsamer entwickelnden Wasserköpfen, wo die Zwischenräume der einzelnen Knochenschalen noch lange knorplich und häutig bleiben, und ebenfalls bei normal vorschreitender Entwickelung des Kopfes in den Fontanellen. Aber diese knorpliche Verbindung wird endlich am Kopf und Kreuzbein knöchern. Und wir haben die ununterbrochene Stufenreihe von der häutigen Uranlage bis zum erstarrten Knochen selbst auch in den Zwischenwirbelräumen noch dauernd erhalten.

Spricht man nun noch von einem vordern und hintern Längenbande der Wirbelkörper, so ist darin nicht was Absonderliches zu suchen, sondern es ist derselbe einheitliche Beinhautzug. Werden noch feinere Bändchen hie und da angegeben, so weiss jeder Anatom. wie viel das Messer bei der Darstellung der Bänder überhaupt thun muss.

Wenn eine praktische Betrachtung die Anschwellung der Gelenkenden für nothwendig erachtet, weil Spitzen nicht artikuliren können, ohne die einende Kapselhaut oder das Bandwerk zu durchbohren, so ist das wahr und richtig; aber die Nothwendigkeit erklärt nicht den Vorgang und die Thatsache. Man hat daher mit einem gelehrten Ausdruck sein Heil versucht und von einem „doppelkegeligen Typus“ gesprochen; allein dies Wort hat keine Geheimnissbrechende Kraft. Treten wir daher in die Werkstatt der Natur ein. Hier sehen wir allenthalben ein grosses allgemeines Gesetz des Wachsthums walten: alle anfänglichen Bildungen gehen rascher, betriebsamer, massiger, wenn auch weniger fein und gediegen vor sich; daher haben diese anfänglichen Vorgänge mit Schöpfungen niederer Stufe dieselbe Bedeutung. Tritt nun eine mehrstufige Entwicklung auf einem Boden zusammen, so ist es natürlich, dass der Grad der inneren Vollendung mit dem der massigen Entwickelung in entgegnetem Verhältnisse steht, und dass die höhere Entwickelungsstufe, deren Natur die Intensität ist, von dem niederen Wuchertriebe an extensiver Masse übertroffen wird. Auf diesem Gesetze der üppigeren Wucherung in niederer Bildung beruht nicht bloss der eigentliche Entwicklungsgang gesetzmässiger Vorbestimmung, sondern auch die abnorme Ausführung derselben, welche eben in dem zu langen Verharren beim Bilden in niederem Gepräge als Missbildung erscheint. Daher nun im besonderen wachsen die Wirbelkörper, nachdem sie in ihrer Mitte die Endstufe der Entwickelung erreicht haben und knöchern geworden sind, an ihren noch knorplichen Enden fort mit dem ihrer Stufe eigenthümlichen, raschern Bildungsgange, und erscheinen zu dem Mitteltheil als Anschwellungen. Die beinhäutige Gelenkkopfverbindung aber wächst inzwischen auch fort nach ihrem, der anfänglichen Stufe eigenem, raschesten Triebe und übertrifft nun wiederum die geschwollenen Wirbelkörperenden an Dicke — Alles Resultate des Wachsens nach verschiedenem Gepräge, d. h. verschieden entwicklungsfähigem Gepräge. Denn das Knochige ist ein Fertiges, und es geht nichts darüber hinaus; das Knorpliche kann noch eine gewisse Schwellung und Dehnbarkeit durch organische Flüssigkeit erleiden und wachsen; aber das Häutige ist einer grossen Ausweitung und Bildsamkeit fähig. Ist der Bildungstrieb, welcher immer flüssig ist, im Knochen vollendet, so ergeht er sich in dessen knorplichen Enden und zuletzt am meisten und dauernd in der häutigen Zwischenbinde, so dass er in der Erhaltung der abnutzlichen Gelenke und der elementaren Bildung der Synovialflüssigkeit sich gleichsam dauernd erschöpft. Der Knochen kann nur wachsen durch Ansetzen an der äussern Grenze, durch Anwachsen, nicht aber von innen heraus, durch Ausbildung; denn er wächst durch die Verknöcherung des Knorpels, der dem Knochen zunächst liegt. Wird nun der Knorpel, welcher an den Enden des Verknöcherten liegt, in dessen Erstarrung mit hineingezogen, so wächst der Knochen in die Länge. Diese Enden sind zum Theil knorpliche Epiphysen, welche, wenn sie auch einen besondern Knochenkern selber gewonnen haben, dennoch nach dem Körper des Knochens zu eine Zwischenlage und nach dem Gelenk zu einen Ueberzug von entwickelungsfähigem Knorpel so lange als nöthig bewahren. So wachsen die einzelnen Säulenglieder und dadurch die gesammte Säule, so die Röhrenknochen und dadurch die ganzen Gliedmassen in die Länge. Auch die Rippen folgen diesem Gange des Wachsthums in die Länge, indem die verknöchernde Metamorphose in dem Rippenknorpel vorschreitet, während sich dieser ergänzt. Wird dagegen der Knorpel, welcher im Umfang dem Knochen zunächst liegt, diesem assimilirt, so wächst derselbe in die Dicke. Dieser Knorpel, als die innere Schicht der Beinhaut bezeichnet, ist vielmehr die genetische Uebergangsstufe von der Beinhaut zum Knochen. Das Wachsen in die Dicke geschieht nun in einzelnen stärkeren Anläufen schichtweise, oder bei allmähligem stetigem Fortschreiten gediegen. Diese Anschauung, welche blos in dem allgemeinen Gesetze gewonnen wird, dass die Entwicklung in stufiger Durchbildung nothwendig geschehen müsse, wird auch durch Grew und Du Hamel in der sinnigen und ächt physiologischen Vergleichung der Entstehung der Lagen der Knochensubstanz mit der Entstehungsart der Lagen des Holzes an den Bäumen bestärkt. „Du Hamel meinte, die weichen Knospen und Schösslinge der Bäume wüchsen Anfangs durch eine Art Ausdehnung der weichen Substanz, aus der sie beständen, und durch die Bildung von neuen Lagen an ihrer Oberfläche, später aber wüchsen sie nur dadurch, dass ihre Rinde ringförmige Lagen von Holz absetze (s. h. dass die Rinde in ringförmigen Lagen verholze). Was die Rinde der Bäume, das bewirke (erfahre) die Knochenhaut bei den Knochen. Er behauptete, zuweilen die innerste Lage der Knochenhaut stellenweise in Knochen verwandelt gefunden zu haben. Du Hamel versteht aber bei dieser Erklärung unter dem Worte Knochenhaut etwas anderes, als was man gewöhnlich Knochenhaut nennt. Er nennt z. B. den Knorpel, in dessen Jnnerem die Verknöcherung beginnt und der sich Lage für Lage in Knochen verwandelt, die Knochenhaut des Knochens. Wenn man diejenige Lage des verknöchernden Knorpels, welcher dem Knochen zunächst liegt, und die mit zahlreichen Gefässen durchzogen ist, mit Du Hamel die Knochenhaut nennen will, so liegt in der Behauptung, dass sich die Knochenhaut lagenweise in den Knochen verwandle, nichts widersprechendes.“ So berichtet und urtheilt der Leipziger Anatom. In diesem Sinne darf auch die Ansicht als gerechtfertigt angesehen werden, wenn man die Beinhaut als die Matrix des Knochens bezeichnet, was sie in tiefster Anschauung als ursprüngliche und anfängliche Anlage freilich erst recht ist. Wenn man diese Ansicht mit Entrüstung angreift, so rührt dies wohl mehr von einer Auslegung derselben her, als ob gemeint sei, dass die Beinhaut die Knochensubstanz oder die phosphorsaure Kalkerde in den Knochen absetze, was doch nur die Gefässe thäten, die in den Knochen eindringen und deren Trägerin zwar die Beinhaut sei. Allein dahinter birgt sich eine chemische, todte, unphysiologische Anschauung des Vorganges. Weil man mit einer Säure die Kalkerde dem Knochen entziehen kann und dann Knorpel übrigbleibt, so schloss man, es brauche nur noch Kalkerde in den Knorpel abgesetzt zu werden, so sei der Knochen fertig. Allein diese Anschauungsweise ist eine solche, welche nicht erreicht das morphologische, lebendig entwickelnde, schaffende Princip, welches in der ganzen Natur wirkt und welches in der Physiologie wiedererscheinen muss, wenn sie eine wahre Deuterin derselben sein will. Jene Theorie eines Absetzens von Kalk in den Knorpel müsste auch, wenn sie in ihrer Art die Knorpelbildung deutete, annehmen, dass in die beinhäutige Vorbildung sich Knorpelmaterie absetze, und ebenso auch dass sich in die ergossene Flüssigkeit, wie beim Knochenbruch, Beinhautmaterie absetze. Die Unnatur einer solchen Annahme leuchtet von selbst ein. Vielmehr wird die organische Flüssigkeit unter der Einwirkung organisirender Umstände gewoben. Dieses Gewebe wird knorplich, dieser Knorpel wird wiederum knochig sofern er theilweise kalkig wird. Der Kalk ist eine Endstufe organischer Vorgänge. Ist das organisirbare, gerinnbare Element kurzweg Eistoff zu nennen, so ist die Beinhaut, der Knorpel und der kalkige Knochen nur eine Entwicklung der Eiflüssigkeit. Der Knochen und besonders sein kalkiges Wesen ist Eistoff auf der letzten Stufe organischer Erstarrung. Diese lebendige und einfache, doch scheinbar wundersüchtige Anschauung bethätigt sich im Grossen, wenn man die Entwicklung des Küchleins im Ei bedenkt. Da ist das Thierchen abgeschlossen von der rohern Aussenwelt durch seine Schale, von aussen kann kein Kalk hinein abgesetzt werden, und doch bildet sich ein häutiges, dieses zum knorplichen und dieses zum knochigen Gerippe, welches natürlicher und nothwendiger Weise durch die Umbildung eines Theiles des flüssigen Inhaltes geschehen muss. Wir haben es in der Natur allenthalben mit Wundern der Verwandlung zu thun, und die Auslegung der Physiologie hat als höchste Aufgabe sich zu stellen, diesen grossen ganzen Knäul des lebendigen Wandels mit zarter Hand abzuwickeln. Sollte es ihr jemals gelingen, den diese ganze Wunderwelt durchziehenden Faden auf seinem Zuge unzerrissen zu verfolgen, so dürfte sie endlich bei dem Einen grossen Wunder der Allmacht demüthig und getrost stehen bleiben und die Erkenntniss durch frommen Glauben beschliessen. Mit jener höchsten Erstarrung ist aber nicht an etwas ganz Todtes zu denken, sondern der Knochen ist ja stets von dem lebendigen Strome durchflossen und in einer stetigen Umbildung und Erneuerung, worauf auch die innere Form- und Gefügeveränderung beruht. Dass hier auch von innen her eine ganz geringe Vergrösserung sich anschliessen könne, darf nicht in Abrede gestellt werden. Wenn dagegen (wie ich einmal lehren hörte) das ganze Wachsthum des Schädels darin gesetzt wird, dass der Knochen sich mit dem wachsenden Gehirn ausdehne, so gehört dies in die Gesellschaft abenteuerlicher Jagdgegeschichten. Die einzelnen Schalstücke wachsen an ihren Rändern fort, zwischen denen die, wenn auch in der Regel sehr dünne, Knorpelschicht immer allmählig in die Verknöcherung mit hineingezogen wird, dieselbe dabei immer gleichzeitig sich nachbildet. Diese verbindende Schicht hört erst da auf sich wiederherzustellen und die einzelnen Schalen in weicher, leicht trennbarer Verknüpfung zu erhalten, wenn der Schädel seine vollendete, sehr späte Entwickelung erlangt hat. Und auch dann noch bei verharschten Nähten kann die Höhle der Schalkugel leicht an Umfang gewinnen, dadurch, dass die Aussenfläche, die mit Beinhaut überkleidete, fortwächst, während die innere mit gelöseter Beinhaut allmählig schwindet. Und diese Lösung scheint eben ein nothwendiges Schwinden der innern Tafel nach sich zu ziehen, als ob sie darauf abzielte. Wahr bleibt es jedoch, dass die Schädelentwicklung mit der des Gehirns in einem gewissen und ziemlich engen Verhältnisse steht; denn erkennen wir in dem Wasserkopfe die dauernde Formation nach einem niedern Typus mit ihrem üppigeren und massenhaftern Wucher, so haben wir auf der einen Seite das wässrige, grob entwickelte Gehirn, auf der andern den grösstentheils knorplichen und häutigen Schädel, wie sich Beides in normaler anfänglicher Stufe beisammen findet.

Es hat sich die höhere Einheit in dem Rückgratsystem gefunden, und es ist die Lehre von den Bändern mit darauf gegangen. Das ganze Rückengerippe ist also aus Einem Gusse gefertigt, wie er vorliegt im beinhäutigen Rückenkanal des Embryo, und stellt nur in seinen verschieden stufigen Zuständen organischer Entwicklung die Gliederung dar, welche eben da nicht ist, wo diese Stufungen nicht gleichzeitig statt haben neben einander. Denn wo eine höhere Entwicklungsstufe den gesammten Boden gleichmässig ergreift, muss natürlich der Guss sich deutlicher als ein einziger herausstellen, wie dies bei niederen Formationen der Fall ist. Aber diesem selben Einem grossen Gusse gehört auch

das Bauchgerippe

an, welches von vorn nach hinten durch allen Wandel und mächtigen Ausbruch der Metamorphose Einen Zug bildet. Diesen Zug erkennen wir als einheitlich bei den Rückgratthieren, welchen ohne weiteres die Rippen sämmtlich, oder in gewissen Gegenden abgesprochen werden, noch in ursprünglicher Ungesondertheit als sehnen- oder knorpelhäutige Membran wieder. Tritt aber in dieser die morphologische Sonderung und Fertigung als Rippenstrahlen auf, während sie zwischen diesen häutig bleibt, so dient sie dennoch immer als gemeinsame Grundlage dem Muskelsystem. Wo nun dieser einheitliche Zusammenhang bei auseinander geworfenen Knochen scheinbar zerstört ist, muss derselbe in den sehnenhäutigen Unterlagen der Muskeln verfolgt und wiedergefunden werden.

Antlitz.

Das Antlitz ist der Kopftheil der Phase des Bauchgerippes, so veränderlich als die des Mondes; und nirgends hat auf der grossen Thierredoute das Maskenspiel und die Mummerei der Metamorphose sich grossartiger geberdet, nirgends sind die Sinne mehr gefoppt, als gerade bei diesem zaubervollen, mährchenhaften Schauspiele. Da wollte man Arme und Beine und Brustkorb im Antlitz entdeckt haben, als ob damit etwas erklärt wäre, selbst wenn auch die Zusammenstellung mit dem unerklärten Unterkörper gelungen wäre. Andere sahen absonderliche Knochenreihen darin; noch andere sahen die Wirbelsäule in dasselbe hineinwachsen. So wurden die Nasenbeine unter andern auch als Dachplatten im Sinne der Stirnbeine genommen, welche freilich so verschieden sind als Dornstück und Brustbeinstück. Aber so wie der Kiel eines Schiffes, der unten im Boden liegt, sich vorn aufwärts krümmt und das Verdeck erreicht und so gleichzeitig den Raum vorn verschliesst — so streben auch beide Röhren Bauch- und Rückenröhre sich vorn zu schliessen, indem einestheils von oben herab die Deckplatte des ersten Rückenringes, das Stirnbein, gegen die Säulenspitze ragt und die Markröhre verschliesst, anderntheils von unten herauf die Schlussstücke des ersten Bauchringes, die Nasenbeine, ebenfalls gegen die Säulenspitze geschoben sind, und so die Bauchröhre zu verschliessen anfangen. Auf diese Weise treten die Kielstücke des ersten Bauchrippenringes, die Nasenbeine, mit den Verdeckstücken des ersten Rückenrippenringes, den Stirnbeinen, kurz die entgegneten Schlussstücke in ebener Folge an einander. Hier spielen beide Phasen in einander über, daher die leichte Möglichkeit der Verkennung. Wir haben also das Schlussstück oder Kielstück des ersten Bauchrippenpaars am Kopfe gefunden. Um von dem Kielstück zu dem Rippenbogen zu gelangen, lassen wir uns durch die Knorpelbrücke leiten. Wir gelangen demnach von den Nasenbeinen auf die Nasenknorpel, die nach innen sich krümmend in das Riechbein übergehen, und in das Pflugscharrbein enden. Das Ringartige eines Rippenpaars ist verloren gegangen, dadurch dass sich dieselben hart an einander gelegt haben. Am reinsten ist die Bildung bei den Cetaceen, wo das Scharrbein noch zweitheilig und jeder Theil rippenbogenähnlich ist, von dessen Spitze sich die einfachen Knorpelstücke ebenfalls an einander gelegt rückwärts laufen, die vordere Schädelöffnung überdecken und die Nasenbeine auf die Stirnbeine drängen. Diese Knorpel, hier ganz urtypisch einfach und unverbildet, blähen sich auf, legen sich als dünner Ueberzug an die benachbarten Knochen, lassen freie Blattfalten in die innere Seite wachsen, die nach der Verknöcherung aufgerollten Muscheln gleichen. Wo diese blumenähnliche Zerbildung des Knorpelstücks zum Riechbein ins Grosse geht, geschieht sie auf Kosten des Rippenbogens, der dann fast rudimentär erscheint, auf der ersten Entwicklungsstufe verblieben. Manchmal will das Scharrbein fast ganz verschwinden, wie bei den Nagern, und es scheint als ob es von seiner Knorpelepoche gleich mit zur Bildung des Riechbeins verbraucht wäre; so dass ich in Zweifel war, ob nicht das Riechbein urtypisch ein aufgeblähter Theil der Scharrippen wäre und der Nasenknorpel allein das Knorpelstück. Allein ich habe mich durch die Cetaceen-Bildung zu jener Ansicht bestimmen lassen, ob gleich beide Ansichten gleichgültig erscheinen, wenn man den ganzen Rippenhalbring als Einen Zug im Auge behält. Die Scharrippen, dem ersten Säulenstück entwachsen, werden durch die Aufblasung des Knorpelstücks etwas nach hinten geschoben.

Das zweite Rippenpaar, dem Augenwirbel zugehörig, fängt mit dem Jochbogen an, der bald mit dem Fortsatz des Stirnbeins, bald mit dem der Schlafschuppe, bald mit beiden, bald mit keinem verbunden ist; denn die Verbindung ist nur eine convenable, nicht eine ursprüngliche, und man bedenke eine Verbindung mit dem ersten und vierten Wirbel abwechselnd oder auch gleichzeitig. Der Ursprung muss also wohl zwischen beiden liegen; und indem die

Augenrippen durch ihr Organ, das sie umfassen, besonders durch das frühere Missverhältniss ihrer Grösse zum colossalen Auge nach aussen geschoben wurden, erreichten sie entweder das Stirnbein, das, von demselben Organ von unten her gedrängt, nach aussen als scharfer Rand fortsatzartig überquoll, oder sanken den vorwärts geschobenen Schläfenschuppen entgegen, deren Fortsatz als Strebe sich entgegenstellte und die Rippe schwebend hielt. Oder endlich beides geschah nicht, und die Rippe fand auf dem Oberkiefer ihr Ruhelager. Aber dieses Jochbein bildet so durchgängig einen Bogenpfeiler für das Auge, dass diese stehende Wiederkehr das Zufällige ganz vernichtet. Aller Zweifel schwindet, sobald wir die vorderen Theile des Bogens aufgefunden haben. Eine regelmässige Verbindung ist die des Jochbeins mit dem Thränenbein, und wo sie fehlt, da ist es scheinbar wegen des herausgetretenen Knorpelstückes. Denn das Thränenbein ist das Kielstück und der Augenknorpel ist das herausgetretene Zwischenband. Man sollte meinen, dass nun die Sache der Auslegung von selbst vor sich ginge. Allein die Bildung ist so lebensvoll, dass die Grundformel immer einen andern Ausdruck gewinnt; und der eben gemachte Leisten muss kühn weggeworfen werden, wenn die neue Form nicht unpassend gefunden oder als fremd erkannt werden soll.

Wir stehen vor dem dritten Wirbel, sehen seinen flügeligen Querfortsatz; in seiner Nähe muss die zugehörige Rippe sein. und wir finden das Gaumenbein angelagert. Aber die Vorstellung will nicht recht heran, dieses winzige Knöchelchen für einen Rippenbogen anzuerkennen. Allein man muss es nicht blos beim Menschen gesehen haben, sondern auch in Thiergerippen, um ihm eine gewichtigere Rolle zuzutrauen. Nur da ist die Gaumenrippe so winzig, wo ihr Vordertheil auf Kosten des Bogens schwelgt, nämlich der Oberkiefer, der stets ihr angelagert und mit ihr in antagonistischem Verhältnisse steht. So wie beim Aufblähen des knorplichen Riechbeins der rippenartige Vomer verkümmert (Nager), wie bei üppigem Augenknorpel das Augenjoch ausgehungert wird (Delphin), so wird die Gaumenrippe durch ihr gefrässiges Zahn-Knorpelstück und dessen colossales Schlussstück, den Oberkiefer, ausgezehrt. Das Zahnstück — Alveolarstück — findet sich auch urtypisch als Knorpel beim Säugling; ferner bleibt es knorpelartig beim Schnabelthier; dann sehen wir es beim Wallfisch als hornartige Barten, und endlich als Endstufe des Rippenknorpels, als Zähne. Er legt sich in die Furche des Oberkiefers knorplich als Keim und schiesst als Zahnreihe auf. Die Zahnbildung ist eine Metamorphose des Knorpelstückes. Ich glaube, dass hier ein günstiger Punkt ist, eine Bemerkung über die Bedeutung des Knorpelstückes in dem Rippenreife einzufügen. Der ganze Reif, von der Säule bis zum Kielstück, dieses mit inbegriffen, ist Ein Knorpelbogen in der Anlage. Er erstarrt im Bogen und im Kielstück, das Mittelglied zwischen beiden bleibt entwickelungsfähig, d. h. knorplich. Seine Biegsamkeit deutet schon auf das Bildsame, Fügsame, auch geht das Wachsen des Rippenbogens allmählich durch nachschreitende Verknöcherung des Knorpelstücks vor sich, während dieses als matrix immer fort- und vorwächst. Dieselbe Bedeutung kehrt wieder, aber in höherer Weise; denn der Knorpel bildet sich um und weiter, es wird ein blumenartiges Riechbein, ein Rüssel, ein beweglicher Augenknorpel, eine Zahnreihe. Doch wir treten wieder zu dem Oberkiefer und erkennen in ihm den Repräsentanten aller Kielstücke des Antlitzes: es präsentirt sich als Antlitz. Dieser Bildungsgedanke der Repräsentation ist überhaupt der Grundgedanke alles organischen Schaffens; darin hüllt sich das Wesen und das Geheimniss aller Metamorphose. Die ganze Natur hat eine repräsentative Verfassung.

Jedoch der Herr Zwischenkiefer ist schon etwas ungehalten, dass wir hier in unnützen Redensarten uns ergehen und ihn nicht einmal ansehen. Denn derselbe ist hochfahrend und anmassend geworden durch die überschwängliche Ehre, die man ihm angethan hat in öffentlichen Schriften und Reden. Ich muss mich aber rund heraus erklären, dass ich ihn nicht für was Absonderliches halte, sintemal kein Ding in der grossen Gotteswelt an und für sich Sinn und Bedeutung hat, sondern ein einsames, ödes, todtes Ding ist, und nur dadurch zum Leben erwacht und lebendig erhalten, dass es in Gemeinschaft tritt mit anderen Dingen; und was dabei herauskömmt, das ist erst seine geistige Natur, sein Lebenssinn.

Also aus blossem Rechtsgefühl lassen wir unsern Freund noch etwas warten. Denn wie könnte er sich auch messen mit dem stattlichen und doch im Verborgenen wirkenden Unterkiefer, dem grössten subalternen Rüstzeuge des ganzen Kopfgewerkes, als ob die Natur eine grandiose Repräsentation aller Urkopfrippen mit ihrer urtypischen Form und Beweglichkeit und Freiheit darstellen und unter einem Mikroscope die Formel der Antlitzknochen zur Schau tragen wollte. Schon lange haben einige zaghaft es ausgesprochen: es ist ein Rippenpaar, da er selber stark ruft: ich bin ein Rippenpaar. Aber die meisten wollten nicht hören und nannten ihn Kopfgliedmasse, als ob damit etwas ausgemacht wäre, wenn man ein Ding mit anderen Namen benennt, was doch nur, wenn man es beim rechten Namen nennt.

Suchen wir nun auf, wohin diese Rippenbogen gehören. Der Gelenktheil führt uns unter den Querfortsatz des Schläfenbeins, wir stehen am vierten Wirbel, dem dieses Rippenpaar zugehört. In den Zähnen erkennen wir das Knorpelstück wieder, wie oben, und es fehlt noch das Kielstück. Denn nach den glaubwürdigsten Beobachtungen entsteht die Unterkieferhälfte aus einem Stück, mit Ausnahme des Alveolarstücks, aus dem die Zähne hervorgehen. Wir müssen daher weiter suchen. Folgen wir dem Knorpelstück von den Backzähnen zu den Schneidezähnen, so gelangen wir, liegt der Unterkiefer an dem obern hart an, unmittelbar in die oberen Schneidezähne (Knorpel) und den Zwischenkiefer, welcher die Kielstücke bildet. Eine gewagte Bildung — und man könnte einwenden: eine gesuchte Deutung. Der Zwischenkiefer ist ein Kielstück, denn er liegt in der Schlusslinie, wie der Oberkiefer, die Thränenbeine, die Nasenbeine. Daher tritt der Oberkiefer nur da zusammen in der Mittellinie, wo der Zwischenkiefer es gestattet, nämlich hinter diesem, ja man muss sagen, dass der Zwischenkiefer urtypisch nur vor den Oberkiefern liegt, wie dies bei niederen Bildungen, Delphin, Ameisenfresser, selbst beim Rinde allenfalls, zu sehen ist. Was hat die enge Congruenz des Unterkiefers mit dem Zwischenkiefer zu thun, dass wo der Unterkiefer stumpf endet, der Zwischenkiefer stumpf bleibt und wo jener spitz ausläuft, dieser spitz anhebt und endlich dass, wo die Unterkieferhälften sich vor ihren Enden zusammenlegen und vorn gabelig auseinander gehen, die Zwischenkieferhälften eben so breit, zweitheilig aus einander liegen. Man kann nicht umhin, dabei an einen Uebergang der seitlichen Hälften von unten nach oben zu denken. Bei den Wiederkäuern, die keine Zwischenkieferzähne haben sollen, wäre freilich der Rippenknorpel ganz im Unterkiefer verbraucht und der blosse Kielknochen übergegangen.

Allein die Wiederkäuer haben auch Zwischenkieferzähne, obere Schneidezähne. Ich finde beim Schaafe und Rinde an dem Zwischenkiefer, congruent den unteren Schneidezähnen, einen Knorpel, welcher die urtypische Stufe, freilich nur rudimentär aufweist und gleichbedeutend den oberen Schneidezähnen ist. Ja ich gehe über das Gebiet meiner Untersuchung hinaus. Der Elephant hat keine untern Schneidezähne, da muss sich ein Knorpel finden nach der Analogie und dem Urtypus, freilich nur rudimentär, zu Gunsten einer andern Bildung am Zwischenkiefer. Der Zwischenkiefer hat ebenfalls keine Schneidezähne, denn ich weise es ab, dass die Stosszähne aus ihm entspringen, sondern ich behaupte vielmehr aus guten Gründen, dass sie aus dem Oberkiefer hervorgehen und nun von dem Zwischenkiefer überwachsen werden. Diese nun fehlen den Schneidezähne bleiben auf der Knorpelstufe, bilden Einen Knorpelschneidezahn, eine stumpfe Sichel — den Rüssel. Denn obgleich auch hieran der Nasenknorpel sein gutes Theil hat, so glaube ich doch, dass er viel mehr aus dem Zwischenkieferknorpel gebildet ist. Ergiebt nun die Untersuchung etwas anderes, so gebe ich mich gern gefangen und trete freundlich auf die Seite der Sieger und Lacher Aber dennoch bleibt der Satz richtig, dass mit dem Gedanken fast alles sich ausmachen lässt, sehr weniges mit dem Handwerkzeuge. Und wird nicht die Schlacht schon Tages vorher gewonnen von dem sinnenden Feldherrn am Tisch vor der Karte!

Woher ferner die häufige Missbildung des Zwischenkiefers? Daher, glaube ich, dass wenn das Knorpelstück nebst Kielstück von seinem Mutterstock sich losreissen und so des ernährenden Zusammenhangs verlustig werden soll, dasselbe erst eine neue Lebenswurzel schlagen muss in dem benachbarten fremden Bogen: und wenn nun die Trennung von der Mutter früher geschieht, als die neue Gefäss- und Nervenverbindung gehörig eingeleitet, so entsteht diese als Hemmung und Verkümmerung richtig erkannte Bildung. Der Vorgang ist gewagt, aber daher liegt auch die Möglichkeit des Misslingens näher.

Wir wenden uns jetzt zu dem fünften Paare Der fünfte Wirbel muss uns leiten. Dort ragt das Felsenbein als Zitzenstück hervor, ist aber nur dasselbe Felsenbein. Diese Felsenrippe setzt sich in seinen Knorpel fort, welcher als Ohr muschlich hervorwächst, theils aber verknöchert als Pauke. Der Paukenring ist derselbe Theil, die Gehörknöchelchen die nach innen gekrümmte Spitze desselben, gelenkig geworden. Das Gehörorgan, ein festeres Gehäuse suchend, hat den grössten Theil des Knorpels in die Verknöcherung hineingezogen. Dieser Paukenknochen bildet in der Regel eine gesonderte Abtheilung, schwillt wohl blasig an, und sein faserknorpliger Zusammenhang mit dem Felsenbein, ganz deutlich unter dem Schädel angelagert, deutet theils auf die genetische Einheit als Felsenrippe, theils auf die genetische Verschiedenheit von dem Schädelwirbeltypus. Die Fortsetzung des Paukenknorpels ist die Tube. Wir lassen uns durch die Tube weiter leiten zu dem sogenannten innern Blatt des Flügelfortsatzes, welches nicht immer blattförmig ist, sondern auch häufig eine ansehnliche Dicke erreicht, und erkennen darin das Kielstück. Es neigt sich mit dem gegenseitigen zusammen und strebt nach Schliessung, die auch zuweilen gelingt (Ameisenfresser), und wo sie urtypisch bei höheren Thieren auftritt, als pathologische Bildung unter der Betrachtung von der Verwachsung der Gehörorgane behandelt ist.

Auch ist dieses Rippenpaar keineswegs so ganz aus seiner Natur, die Darmröhre zu umfassen, herausgetreten, sondern es erscheint das, was es davon umfasst, freilich nur als Ausbiegung der Rachenschleimhaut durch die Tube in die Pauke. Ich erlaube mir hier am rechten Orte einen Rückblick auf die anderen Rippen, so fern sie aus dem Gebiete des Darmschlauchs ausgetreten zu sein scheinen. Die Nasenrippen haben den Darm als Nasenhöhle zwischen sich; die Augenrippen scheinen nichts mehr vom Darm zu umringen: allein folgen wir von der Nasenhöhle dem Thränengange und denken uns die Augenlieder geschlossen, so sind wir in einen ziemlich weiten Busen gelangt. Ferner legen sich die Kieferrippen vorn als Zwischenkiefer über die Oberkiefer und die mit hinaufgezogene Schleimhautfalte weiset sich noch als die Stensonschen Gänge oder als die Jacobsonschen Organe nach. Diese uralten Zeugen früherer Bildungsepochen dürften noch ein gewichtiges Wort über das Damals mitreden. Aber ich weiss nicht, ob solche Erscheinungen bloss der oben bezeichneten Consequenz, nach unverwischlichem Risse zu bauen, zuzuschreiben seien, oder ob nicht die Natur zugleich aus mütterlicher Vorsorge in der entwickelten Lebensepoche noch Uraltes absichtlich erhalten hat, wie dieselbe Natur Städte verschüttet und Denkmale, um sie den Nachkommen als unverfälschte Dokumente früherer Zustände aufzubewahren.

Wir gehen endlich zu dem sechsten Rippenpaar über, den Zungenrippen, welche eigentlich nicht mehr den Kopfwirbeln angehören, sondern dem Atlas, aber noch hineingezogen sind in den Haushalt des Kopfes. Wir wollen uns nicht festhalten lassen durch diese Unregelmässigkeit, sondern nur vorläufig den Urtypus anatomisch bezeichnen. Die Zungenrippe legt sich in der Regel an die Felsenrippe, verwächst auch wohl fest mit ihr als Griffelfortsatz. Im erstern

Fall ist die Rippenähnlichkeit unverkennbar, im zweiten weniger. Wir wollen die menschliche Form festhalten. Vom Griffel setzt sich die Knochenhaut als Band fort und geht in das Zungenbein über. Der sogenannte Zungenbeinkörper weisst sich dem Auge durch seine Lage als Kielstück aus. Wir finden die Rippenbogen und Schlussstücke sehr verkümmert und müssen darauf gefasst sein, das verbindende Knorpelstück in einer wichtigen Rolle verwendet zu sehen. Dies fällt sogleich als Luftrohr in den Blick, Kehlkopf, Röhre, Verzweigungen bildend tief in das Lungengewebe hinab. Die Zungenrippen umschliessen den Darm im Rachen; aus diesem entwächst als besondere Bucht die Lungenröhre, da giebt die Zungenrippe von beiden Seiten der neuen Entwicklung ihr entwicklungfähiges Stück, den Knorpel, in mütterlicher Sorgsamkeit mit, und der Knorpelabsenker bildet sich im Sinne der Rippennatur, die er in sich trägt, umfasst den Schlauch von beiden Seiten, gliedert sich in Knorpelringe, und die Gliederröhre verzweigt sich in Röhrchen aus Knorpelringlein, immer fort und fort, wie der Schlauch sich verzweigt, durch und durch die ganze Lunge. Welche Allmacht der schöpferischen Kraft, welche Kühnheit in der Verwendung des vorbestimmten Stoffes, welche zarte Bildnerhand dem rohen Material gegenüber! Bei einem solchen Wunder muss die waghalsigste Phantasie von dem ruhigen Ereigniss sich überwältigt fühlen!

Gliedmassen.

Nachdem ich schon lange in Antlitz-, Schulter-, Brust- und Beckenknochen gleichartige Bildungen erkannt hatte und das Geheimwort „Rippe," welches den Zauber der Metamorphose löset, gefunden, so hatte ich doch nicht daran gedacht, diesen Schlüssel an den Gliedmassen zu versuchen; sie blieben mir verhüllt und waren mir Arme und Beine. Ja sogar war mir, als ich einmal die Elle und Speiche einzeln sah, die Aehnlichkeit mit der Rippe durch den Kopf geflogen, ich hatte sofort zu beiden den Oberarm gestellt: aber ich hatte damit noch nicht an Einsicht gewonnen. Als ich andermals vor dem Gerippe stand und meinen Blick an ihm auf und nieder gleiten liess, als ich von den verbildeten Antlitzrippen über das Brustgerippe zum Becken ging, und in diesem die grossen Schlussrippen erkannte, da fügte ich im Geiste der Hals- und Lendengegend Rippen an ihre nackten Wirbel und ich rief, indem mein Blick an der Gestalt haftete: ein Schlangenthier. Eine rasche Bewegung — und es war, als ob das Angebildete an dem Wirklichen wankte, die Hals- und Lendenrippen taumelnd herniederglitten und an einandergehäkelt als Arm und Bein an Schulter und Hüfte baumelten. Das Scheingebilde war leibhaftig geworden. Und da fiel mir erst ein, dass ich schon früher jene Armknochen als Rippen erkannt hatte, aber ich wusste damals nicht das Wie und

Woher, und war mir meiner Erkenntniss nicht bewusst geworden. Hiermit hatte ich den Schritt gethan, dem Gerippe ein höheres Interesse abzugewinnen, und es wurde mir klar, dass es noch keine Anatomie als verstandene Wissenschaft gebe.

Aber wir haben schon oben gesehen. dass die Rippen des Halses bei ihren Wandel nicht ganz spurlos an den Wirbeln verschwunden, vielmehr kleine Bruchstückchen noch hängen geblieben sind. Man könnte aber vielleicht doch die Frage entgegenstellen, ob nicht diese Rudimente die Rippen selbst seien, und zwar nur in der ersten Anlage stehen geblieben. Indessen bleibt eine Entwicklung nicht stehen, wenn nicht die eine mit ihrem Wucher die andere in derselben Sphäre gegenüber oder nebenan aushungert: so dass der Bildungstrieb sich auf einen Theil wirft, der sich eigentlich auf die urtypisch gleichberechtigten Theile gleichmässig hätte vertheilen müssen. Und so könnte man daran denken, dass, während die oberen Halsrippen verschrumpften, die letzte sich dies zu Gute kommen liess und in ihrem Schulterblatt den Rippenbogen und im Schlüsselbein das Kielstück und aus dem zwischen ihnen gehörige Knorpelstück in grotesker Entwicklung die ganze Gliedmasse darstellte. Haben die übrigen Metamorphosen der Rippenknorpel im Antlitz zum Rüssel, Zahnwall u. s. w., oder die wunderbare Umbildung des Zungenrippenknorpels zur Luftröhre überdies der Vorstellung von

Möglichkeiten ein ungeheures Feld eröffnet, so kann man es der Phantasie nicht zur Last legen, wenn sie es wagt, an eine solche Umwandlung eines Rippenknorpels in eine Gliedmasse zu denken. Zieht man indessen die anderen Systeme zu Rathe, so wollen diese eine solche Anschauung nicht unterstützen. Eben so weist auch die Betrachtung des ersten Auftretens der Gliedmassen in den niederen Gerippen die Composition nach, eine Zusammensetzung aus einzelnen Rippen und Rippenstücken. Und insbesondere finden sich daselbst immer auch die kleinen Rippen-Restchen an den Halswirbeln wieder, die mit den grösseren ihnen zugehörigen Rippentheilen durch Beinhautmembran genetisch und oft sehr nahe zusammenhangen. Die Composition in den Extremitäten deutet unsere Sprache dunkel an, indem sie die Masse von Gliedern in den Armen und Beinen — Gliedmassen nennt. Wie dem auch sei, entweder dass zur Gliedmasse die Halsrippen zu Hauf aneinander gehäkelt, oder dass die meisten ihr Bildungsmaterial haben aufgeben müssen und überantworten einer einzigen: jedenfalls ist die Gliedmasse das Äquivalent der Halsrippen. Eine solche Auskunft genügt zwar der höhern Anschauung, hebt jedoch keineswegs das sinnliche Interesse auf, den Vorgang dieser grossartigen Metamorphose offen hingelegt zu sehen.

Jener urtiefe Zusammenhang zwischen dem Halse und der ihm entrissenen Gliedmasse zeigt sich auch in einem ziemlich congruenten Verhältniss der Langenentwicklung. Von der langhalsigen Giraffe mit ihren hohen Vorderbeinen bis zu den kurzhalsigen Wallthieren mit ihren kurzen Flossfüssen laufen die Längenverhältnisse gegenseitig gleichmässig neben einander. Ich halte dafür, dass auch in der höchsten Thierklasse ein kleines Restchen jeglicher Rippe an dem zugehörigen Wirbel hängen geblieben, während die grösseren vorderen Stucke derselben hinabgesunken sind und die erste sich gelagert hat als Schulter auf die Brustrippen, um da einen festen Halt zu gewinnen, während die übrigen der gebundenen Anhänglichkeit entsprangen und ganz frei sich machten. Denn die Schulter steht durch beinhäutige Verbindung sowohl mit der ersten Halsrippe, der Zungenripppe, als auch mit den Halswirbelanhangen in genetischem Verhaltnisse. Ja vom hintern Rande des Schulterblattes weg erreicht zuweilen diese Verbindung die Knorpelstufe in Form einer grossen knorplichen Platte. Während so das Schulterblatt in seiner Breite und Wirbelverbindung für alle repräsentirt, so thut es vorn als Schlussstück das Schlüsselbein für alle. Ist der Schlüssel auch zuweilen nur theilweise entwickelt, oder nur knorplig, oder auch als solches nur stückweise, jedenfalls ist es als beinhautige Stufe vorhanden. Ebenso erkennen wir in der bandartigen Verbindung zwischen Blatt und Schlüssel, sei sie auch scheinbar mehrstrangig, nur denselben Beinhautzug.

Treten nun um diese Verbindungsstelle, welche das Knorpelstück darstellt, besondere Knochenkerne als Schnabel, oder Grätenecke, oder Gelenkplatte, oder hinterer Haken, oder zweites Schlüsselbein hervor, so ist dies immer nur eine besondere Ausbildung des Knorpelstückes. Findet sich ferner eine Verbindung des Oberarmbeins mit dem Schlüssel statt mit dem Blatte, so ist dies etwas Gleichgültiges, weil Blatt und Schlüssel eine gemeinsame Bildung ist. An die Schulterrippen schliessen sich die übrigen fünf jederseits an als frei gewordene Rippen, aus dem grossen Zuge scheinbar ganz herausgerissen. Aber wir halten uns an den Uebergang zwischen Schulter und Oberarmbein. Dieses ist die erste Gliedrippe.

Das Armbein sowohl wie die anderen Knochenröhren der Glieder folgen nicht bloss in Formähnlichkeit durch Länge, leichte Krümmung, leichte Abplattung zur innern und äussern Seite, sondern auch in der Entwicklung dem gemeinsamen Rippentypus. In ersteren Formverhältnissen stellt sich auf niederen Stufen die Röhrenknochenkrümmung mehr rippenähnlich heraus, wie bei dem Seehunde. So ist es auch, als ob die Gliedmassenknochen rhachitischer Kinder nach der ursprünglichen Formel, der sie schon entwachsen sind, nämlich zur krummen Rippe zurücksinken, welche Krümmung mit dem Wucher der Gelenkenden dieselbe Bedeutung niederer Bildung hat. Was die Abplattung der Röhrenknochen betrifft, so ist sie mit den echten Rippen in höchstem Einklang, und je platter die Rippen sind, desto platter die Röhrenknochen, je runder jene, desto runder diese in demselben Thiere. So wie ferner die Rippe in ihrem Mittelstücke zuerst sich zur Verknöcherung anschickt, und ihre beiden Enden nachwüchsig bleiben, besonders aber das vordere Ende im normalen Rippenknorpel, so verknöchert der Röhrenknochen zuerst in der Mitte als Körper, während die knorpligen Epiphysen nachwachsen. Wie bei der Rippe in den knorpligen Enden sich besondere Knochenkerne bilden, Brustbeinstück und Köpfchen, und zwischen ihnen und dem Körper der Rippe ein nachwüchsiger Knorpel bleibt, so bilden sich bei den Röhrenknochen in den knorpligen Enden ebenfalls besondere Knochenkerne, die Epiphysenknochen, und bleibt zwischen ihnen und dem Körper des Röhrenknochens die matrixähnliche Knorpellage. Wenn dasselbe Verfahren in dem Wachsthume der Säulenglieder zum Grunde liegt, so ist nur hierin jenes allgemeine Gesetz der Entwicklung zu erkennen. Wir finden auch hier wieder in dem Knorpelbelage der Gelenkköpfe noch die Uebergangsstufe zur beinhäutigen Gelenkkapsel, als der urstufigen Bildung. Wir finden ferner die Anschwellung der Gelenkköpfe und die noch umfangreichere Kapsel gemäss den verschiedenen Stufen und dem ihnen eigenthümlichen Triebe.

Der untere Gelenkknorren des Oberarmbeins leitet in seiner seitlichen Breitung eine Entzweiung ein, welche die Elle und die Speiche als die beiden nächsten Rippen darstellen. Ihnen gesellen sich die Handwurzelknochen zu, als der grössere Theil ihres Epiphysenstücks, worauf wenigstens der lange dauernde Knorpelzustand derselben hinzudeuten scheint. Denn durch ihren Zerfall in vereinzelte Knochenpunkte, in dem man eine Ankündigung der Finger, die Fingerglieder der Mittelarmrippen, spüren könnte, wird der Uebergang zu einer Mehrtheiligkeit der nächsten beiden Rippen begonnen: die vierte nämlich zerlegt sich zu den drei der Speiche untergeordneten Mittelhandknochen mit ihren Fingern, die fünfte zu den zwei der Ellenseite angehörigen Mittelhand- und Fingerknochen. Zu diesen Fingerknochen, die den epiphysenartigen Rippenenden zu entsprechen scheinen, gehören nun noch als auf entwicklungfähiger Stufe verharrende Theile — die Nägel.

Lassen wir das ganze Armgerüst vor dem Blick ruhen, so ist eine Ausstrahlung unverkennbar. Der Oberarm ist stammig, aus ihm spaltet sich der zweitheilige Mittelarm, von dem der Unterarm mit der Handwurzel anhebt und als Hand- und Fingerstrahlung endet. Ist es aber nicht, als ob die Fünfheit von Rippen im Arm gegen ihre Anordnung dennoch in den beiden Endrippen, in der Hand, sich neben einander wieder herstellen wollte und so der urtiefen

Vorbestimmung gleichsam nachträumte. Denn wenn die aus der Ebene herausgewachsenen Arme mit den gleichen Fingern Spitze an Spitze sich erreichen, so stellt diese Umarmung einen grossen Ring dar, dessen Schlusspunkte fünf Reifen bilden. Aber diese Fünfeinigkeit regt sich in einer andern Vertheilung: Oberarm, Mittelarm, Handwurzel, Handmitte, Finger. Und indem die Hand drei dieser fünf Glieder in sich enthält, als engere Dreieinigkeit, als Unterarm, so stellt sie mit dem Mittel- und Oberarm wieder eine grössere Dreieinigkeit vor.

Wie nun im Oberarm die allgemeine Beweglichkeit repräsentirt wird, so im Mittelarm die besondere, und im Unterarm die einzelne. Diese Einzelbewegung des Unterarms wird nun in dessen drei Abtheilungen in derselben Art wiederholt: und die Oberhand, Mittelhand und Unterhand stellen im Kleinen jene Formel dreifachen Grades wiederum dar. Zerlegen wir endlich die fünffingerige Unterhand in ihre drei Glieder in Oberglied, Mittelglied und Endglied: so erkennen wir hierin wiederum dieselbe Formel und haben somit dreimal eine Dreieinigkeit, der eben so oft die Fünfheit zum Grunde liegt — ein wunderbares neckendes Spiel zwischen zwei Formeln, deren jede die andere durchstreicht und durchschneidet und gleichwohl beide sich behaupten und recht behalten, eine augenscheinliche Liebhaberei bestimmter einfacher Zahlenverhältnisse, dass man eine kleine Probe des mathematischen Talents der Natur hierin zu erkennen versucht sein könnte. Wenn man aber bedenkt, was mit dieser Elementarmathematik für ein unbegreifliches Resultat gewonnen ist, welche Möglichkeiten der Bewegung und Anwendung und Vervollkomnung hierin niedergelegt sind, wie ins besondere eine Werkführerin der Handlungen, eine Hand, daraus geworden — so muss man ein höheres Etwas, als diesen Formelgeist, ahnen, und sinnend staunen, wie es gelingen kann, mit Kleinem so Grosses, mit Einfachem so Mannichfaltiges, mit Einem Alles auszurichten. Ueberschaut man jedoch die ganze Reihe der Arm- und Handverwandlungen, vom Wallfisch bis zum Menschen, und es erscheinen neben einander eine klumpige Flosse, ein stelziger Fuss, eine schaufelige Tatze, ein fächerstäbiger Flügel, eine biegsame Klaue, eine sinnvolle Hand: wer kann ein grossartigeres Schauspiel schöpferischer Allmacht denken und begreifen, als hier thatsächlich niedergelegt ist, einer Allmacht, die Alles macht, was sie will, und gleichwohl der Nothwendigkeit eines vorbestimmten Planes und gegebenen Materiales verfallen zu sein scheint. Aber diese gezwungene Nothwendigkeit ist nur ein erster Wille und jene allmächtige Freiheit ist nur eine zweite Willkühr, die sich beide nicht aufheben, sondern mannigfach sich durchdringen, verschlingen, verwechseln und mit magischer Behendigkeit Sinn und Form und Ort zu verwandeln scheinen. Dieser Gedanke möge uns zu der Betrachtung des Einzelnen geleiten.

Jene Ausstrahlung der Gliedmassenknochen halte ich für einen urtypischen Nachhall der vorgesprochenen Gesetzesformel, welche die Vorbestimmung von fünf Rippen zu bewahren gebietet, und sollte sie auch nur enden und sich erfüllen mit der fünfstrahligen Unterhand. Jener artikulirte Nachhall verschwimmt allmählich und es entstehen eintönigere, einfachere Weisen. Daher meine ich, dass die einfacheren Formen durch eine nachträgliche Abänderung im Bildungstriebe und besonders durch einseitige Wucherung und anderseitige Verschrumpfung und in deren Folge Verwachsung entstanden sind, und somit die angelegte Vielfältigkeit zur Einfachheit übergegangen ist. Denn es ist im Besondern das Gesetz nicht wahr und gültig, dass die niedere Bildung die einfachere von Hause aus sei, vielmehr wird die niedere Bildung häufig erst dadurch eine solche, dass sie ihre anfänglich eingeleitete Mannigfaltigkeit nicht behaupten kann und will und durch Vernachlässigung der Ausführung in der Gestalt der Verkümmerung und Verschmelzung auf ein scheinbar Einfacheres zurücksinkt. Daher ist die Verwachsung der Mittelarmknochen, oder der, Handwurzel-, oder Mittelhand-, oder Fingerknochen, sei sie theilweise oder ganz zu einzelnen Stücken mit gleichzeitiger Verkleinerung gewisser Theile in demselben Abschnitt, für ein Zusammensinken oder eine Vergröberung des Bildungstriebes zu erklären, der die gesonderte Existenz zu behaupten nicht beabsichtigt. So wird eine einfache starke Stütze, wo eine vielseitige Beweglichkeit durch ebenmässige Fortbildung aller Theile möglich gewesen wäre. Anderseits tritt aber auch die Ausbilduug eines Theils oder einzelner Theile im Interesse der zugehörigen ganzen Abtheilung in der Weise des summarischen Verfahrens ein. So finden sich die beiden Mittelarmknochen bei der Familie der Wiederkäuer in einer stetigen Stufenfolge des zurücksinkenden Bildungstriebes, so dass die Verkümmerung der Elle und die Verschmelzung mit der Speiche in gleichen Graden neben einander laufen. Dabei kömmt die Speiche für beide auf und reicht zum Nöthigen hin. Dieselben Erscheinungen kehren noch in mehr hervorstehender Weise in der Mittelhand und den Fingern wieder. So scheint bei den Wiederkäuern nur ein Mittelhandknochen zu sein, allein dieser Hauptknochen ist durch Verwachsung zweier Knochen entstanden. Hierüber berichtet Meckel Folgendes: „Merkwürdig ist es, dass anfänglich der Hauptmittelhandknochen aus zwei ungefähr gleichen Seitenhälften besteht, die durch gerade Wände an einander liegen, deren Höhlen aber vollständig geschlossen sind. Allmählich verwachsen sie völlig, zugleich verdünnen sich die innern Wände und verschwinden zuletzt, so dass beide Knochen nur eine Höhle bilden. Indessen ist die ehemalige Trennung nicht blos äusserlich durch eine vordere Furche vorzüglich am untern Ende angedeutet, sondern auch im Innern finden sich sehr deutliche Ueberbleibsel der frühern Trennung. So sehe ich beim Schaaf im obern Achtel und im untern Viertel eine von vorn nach hinten verlaufende vollständige Scheidewand, die oben ziemlich in der Mitte, unten bedeutend weiter nach aussen liegt, und sich allmählich immer weiter dem äussern Umfange nähert, so dass also die innere Röhre stärker zu wachsen und die äussere hier zu verdrängen scheint. Beim Trampelthiere finde ich selbst in der Mitte an der hintern Fläche der vordern Wand einen starken Längenvorsprung. Ebenso verläuft beim Hirsch oben und unten eine vollkommene Scheidewand, und in dem mittlern Theile findet sich gleichfalls vorn eine Leiste.“ Ausser diesem Hauptknochen sind stets noch Nebenknochen vorhanden, die, sehr verschrumpft, seitlich jenen fest anhängen. Beim Anaplotherium bleibt der Hauptknochen getrennt und die drei übrigen finden sich verkleinert zwar, aber selbstständiger wieder. Das Rhinoceros hat drei mehr entwickelte nebst zwei kleineren, das Schwein vier vollständigere und einen kleinern, der Elephant alle fünf ausgebildet. So stellt diese eine Familie wieder eine Reihenfolge in der Entwickelung auf.

Die Finger als Endstrahlen der Mittelhand treten natürlich da am meisten verkümmert auf, wo die äusseren Handknochen zu schwinden anfingen. Jedenfalls lassen sich aber in jüngeren Thieren alle fünf Finger nachweisen, wenn auch noch so verkrüppelt. Die Verschmelzung und theilweise Verkümmerung in erwachsenen Thieren hat es bewirkt, dass man vier und drei, und zwei und sogar nur einen Finger gesehen hat. Jene Vermuthung hat in den oben angeführten Vorgängen eine nicht geringe Bürgschaft.

Was nun die Nagelbildung anbetrifft, so ist ihre Bedeutung schon dahin festgestellt, dass sie eine auf entwickelungsfähiger Stufe verharrende im Knochensysteme sei. Die Nägel sind verhornte Knorpelplatten, welche in einer Metamorphose der Beinhaut des Endgliedknochens ihre Wurzel haben. Die Ansicht von ihrer epidermatischen Natur auf dem Wege der Einstülpung ist die doctrinäre geworden. Allein diese gelehrte Annahme muss dem alltäglichen Augenschein weichen, dass der Nagel, aus der Tiefe wachsend, die Haut durchbohrt, wie der Zahn die Gaumenhaut, wie das Horn die Kopfhaut. Die Anatomen haben auch lange gewusst, dass der Nagel mit der Beinhaut fest verwachsen ist, und dies ist das Factum, dass er ihr entwächst. Diese Thatsache wird freilich anschaulicher, wenn man die Anfügung der Thierkrallen betrachtet, besonders da, wo sie in einer förmlichen Knochenscheide des Endgliedes haften. Ich führe hier meinen Gewährsmann Meckel ein: „Auf beiden Seiten (des Endgliedes) springt bei mehreren Zahnlosen, bei den Fleischfressern, den Bären, Dachsen hinten in der ganzen Höhe eine dünne Platte vor, die nach vorn gewandt ist und zwischen sich und dem Körper des Knochens nach vorn eine schmale Lücke lässt, in welche (aus welcher) das hintere Ende des Nagels tritt." Diese Scheide der Nägel darf mit der Alveole der Zähne verglichen werden, so wie die Nachwüchsigkeit der Nägel ganz und gar mit der Nachwüchsigkeit der Scheidezähne der Nager und der Mahlzähne der Elephanten und vieler anderer Zähne, und mit der Nachwüchsigkeit der Hörner gehörnter Thiere; denn auch die Hörner entwachsen der Beinhaut des Stirnbeins und durchbohren die Haut. Und wenn ein Nagel abschwärt, oder wenn ein neuer Nagel am Mittel- oder Obergliede nach abgenommenem Endgliede entsteht, wird nichts von einer Einstülpung sichtbar, sondern er wächst aus der Tiefe, entwächst der Beinhaut als seinem Boden. Die Nägel gehören zum Knochensysteme.

Man kann bei solchen und ähnlichen Thatsachen der Einsicht nicht entrinnen, dass die chemisch-physikalische Lehre von den specifischen Geweben nicht Stand hält. Allein ich halte dafür, dass der wahre Physiolog es nicht mit künstlichen Versuchen der Zersetzung, sondern mit natürlichen Erfolgen der Schöpfung zu thun habe. „Die Natur verstummt auf der Folter."

Was nun die Verbindung der Knochen des Armgerüstes angeht, so erschöpft sie sich in der einen

Betrachtung, dass das Gebild aus einem Gusse ist. Wir erkennen wieder in den fibrösen häutigen Theilen nur die elementare Stufe desselben an, die theils als Kapselmembranen mit ihrer innern Synovialwand und mit ihren Verdickungen als sogenannte Bänder, theils als Zwischenknochenmembranen mit ihren band- oder strickartigen Verstärkungen erscheinen. Was nun darüber ist, alle diese kleinen Sächelchen, mit einzelnen Namen belegt, Namen, die gedruckt noch einmal so lang zu lesen, als die Dinge in der Natur zu sehen, und die meistens mit dem Messer künstlich herausgeschnitzt sind, können vor dem wissenschaftlichen Forum kein Gehör finden.

Dagegen verdienen zwei andere Gegenstände hierher zur Deutung gezogen zu werden. Erstens die Flechsen. Denn diese gehören dem Knochensysteme an, oder was dasselbe ist, dem Beinhautsystem. Die Flechsen sind der Beinhaut entsponnene Fäden. Sie finden sich an den Epiphysen besonders, weil hier vorzüglich der Bildungsprozess betriebsam und entwicklungsfähig ist. Daher werden sie auch zuweilen knorplig oder an einzelnen Stellen wohl gar knochig; das sind die Sehnenknochen, wie sie als Kniescheibe oder als Sesambeine auftreten.

Zweitens auch ihre Scheiden und Querhaltbänder gehören ihnen zu, und sind nur morphologische Sonderungen derselben Beinhaut an der äussern Fläche, die nach innen den Knochen umhüllt. Und zu diesen

Scheiden gesellen sich die verwandten Schleimbeutel, welche, da sie zuweilen wirklich mit den Gelenkkapseln communiciren, und so den gemeinsamen Grund und Boden mit diesen haben müssen, auf's schlagendste den Kreis der Wahrheit schliessen. Es könnte jedoch eingewandt werden, dass die Flechsen in gewissen Bildungen den augenscheinlichsten Uebergang zu den Sehnenhäuten machten, welche doch dem Muskelsystem angehörten. Das ist ganz richtig, denn diese Sehnenhäute habe ich schon oben als dem Einen grossen Beinhautgusse angehörig zugerechnet, die ebenfalls, wie die diesem Gusse entwandelten Knochen, dem Muskelsystem als Unterlage beiläufig dienen.

Schon Bichat hat gezeigt, dass die meisten sehnigen Theile mit der Beinhaut und durch diese unter einander in Verbindung stehen. Ich deute diese Verbindung als genetische Gleichartigkeit. Wenn der grosse Zerleger es sich zur Aufgabe stellte, die Gewebe streng zu sondern und zu scheiden: so habe ich es mir vorgesetzt, in dem grossen Zerwürfniss der Metamorphose den leitenden Faden gleichartigen, einnaturigen Zusammenhangs aufzufinden. Beinhaut, Knorpel und Knochen, Gelenkkapseln mit ihrer Synovialhaut und ihren Bändern, Schleimscheiden und Schleimbeutel, Flechsen und Sehnenhäute, Faserknorpel und gelbes elastisches Gewebe, Zähne, Nägel und Hörner — Alles nur Entwicklungsstufen einer grossen Metamorphose desselben Bodens, desselben Gusses, desselben Zuges, wo die fertige Knochenstufe als Gerippe besonders in's Auge fällt und das Interesse in Anspruch nimmt, während alles übrige nur ebendasselbe in anderen Stufen darstellt, und mehr als ein jenem Zugehöriges von Bedeutung zu sein scheint.

Brust.

In der Brust haben sich die Rippen noch in ursprünglicher Einfachheit und Reinheit erhalten, so dass sie mit ihrem reifigen Gitter den grössten Theil der Bauchrippenröhre bilden. Hier findet sich noch der schlanke Bogen und der Knorpel und das mit dem anderseitigen zusammentretende Kielstück unverwandelt. Diese Kielstücke werden, indem sich die Rippen nach vorn und aufwärts krümmen, etwas nach vorn geschoben, so dass sie mehr zwischen je zwei Knorpeln häufig zu liegen kommen. Bei den Monotremen und auch anderswo kann man jedoch an dem besondern Fortsatz eines jeden Kielstücks nach dem zugehörigen Knorpel hin noch den unmittelbaren und urtypischen Zusammenhang deutlich erkennen. Immer finden sich, wenigstens an den obersten Rippen, diese Schlussstücke, und zwar paarweise neben einander in einer Reihe, — paarig wie alle in der Mittellinie vorkommenden Knochen, da sie, den beiden Seiten angehörig, hier sich zusammenneigen zur Schliessung. Später verwachsen häufig diese doppelten Stücke zu einem Stück und lassen die Schlusslinie nicht leicht erkennen. Dagegen verwachsen diese Kielstücke auch in der Reihe und stellen einen langen Knochen dar, den wir als Brustbein kennen. Wo aber diese Verwachsung der Kielstücke hinter einander erst sehr spät oder nicht so vollkommen zu geschehen pflegt, hat man abschnittliche Bezeichnungen gemacht und die beiden oberen Paare, die ganz verschmolzen, den Handgriff, dann die nächsten drei bis vier, welche auch wieder mehr in eins gewachsen, den Körper und die letzten rudimentären und besonders in der Spitze lange knorplig bleibenden den Schwerdtfortsatz genannt. Diese Knorpelspitze bildet den morphologischen Uebergang zur häutigen weissen Linie. Dagegen bereitet das gabelige Ende des Handgriffes das völlige Auseinandergehen der darüber liegenden Kielstücke der Schulterrippe, d. h. des Schlüsselbeins vor. Die hinteren Rippen sind unentwickelter, endigen knorplig, erreichen sich jedoch nicht gegenseitig, sondern legen sich die hinteren an die vorderen mit ihren Enden an, versuchen aber jedoch zuweilen, mit dünnen Knorpelfäden bis zum Schwertfortsatz sich hinaufziehend, die Schliessung. Die hintersten thun weder das Eine, noch das Andere, sondern endigen frei in den sehnenhäutigen Gebilden. Aber eben diese Membranen, welche von und zwischen den falschen Rippen aus sich nach der Mitte hin zu einem fibrösen Strange, der weissen Linie, begegnen, sind eben nichts weiter, als jene Urmembranen, in der die Rippen entstanden. Jener Sehnenstrang in der Schlusslinie geht zuweilen eine höhere Bildungsstufe ein und wird wenigstens knorplig, wie sich dies als knorpliges Bauchbein, im Sinne des Kiels, vom Brustbein bis zur Schambeinfuge bei Manis vorfindet.

Die Verbindung der Rippen mit dem Wirbel sowohl zwischen zwei Gliedern als auch mit dem nächsten Querfortsatz scheint erst eine spätere Abänderung zu sein und die Rippe dem Säulenstück frei und frank anzugehören. So finden sich auch dieselben in niederen Formationen und in den Gegenden, wo sie in ursprünglicher Stufe ganz verkümmert sind. Wenn man aber aus dem Zusammenhang der Querfortsätze mit den Rippen und namentlich aus dem unmittelbaren Ansitzen derselben blos an den Querfortsätzen, wie sich die hinteren Rippen der Cetaceen finden, den Schluss gezogen hat, dass hier eine genetische Beziehung obwalte, als ob die Rippe nur eine Verlängerung des Querfortsatzes sei: so liegt dieser Ansicht theils ein Unverständniss der Bedeutung des Querfortsatzes überhaupt, welche oben dargethan ist, theils eine mangelhafte Beobachtung des Ansitzens selber augenscheinlich zum Grunde. Denn wenn die vorderen Rippen der Cetaceen nach den Querfortsätzen hinaufbiegen, so wird der Rippenhals allmählig immer dünner und die Haft an den Fortsatzspitzen in gleichem Maasse immer bedeutender, bis bald der Rippenhals verschwindet, und der Fortsatz die Rippe frei trägt. Diese Thatsache deutet auf ein Verkümmern des Rippenhalses und auf ein sekundäres Anhaften an dem Fortsatze hin.

Becken.

Zwischen den letzten Rippen und der Hüfte bietet sich wieder eine Gegend dar, welche mit ihrer leichten Einschnürung in Folge des Wegfallens der Rippen ganz dem Halse ähnlich und wirklich gleichartig ist. Sofern diese Stelle schlanker, dünner im Umfang ist, nennt unsere Sprache sie Dünnung, sofern sie der knöchernen Rippenreifen entbehrt, nennt sie dieselbe Weichen. Aber jenes Wegfallen der Rippen in der Dünnung ist keine völlige Leerheit und kein Nichtvorhandensein, vielmehr haben wir theils in den seitlichen Fortsätzen der Bauchwirbel allerdings die angehörigen Rippen als Stummeln erkannt, theils das Wegfallen ihres grössern Theils als ein Herabfallen und Umformen derselben zur Beingliedmasse gedeutet, welche ganz nach derselben Formel, wie der Arm gebildet ist. Das Becken ist eine grossartige Urrippe, welche sich den oberen Rippenstümpfen der Kreuzbeinwirbel so überlagert, wie die Schulter den oberen Brustrippen. Das Darmbein entspricht dem Rippenbogen, das Sitzbein dem Knorpel, das Schambein dem Kielstück. Ein gewaltiger Bau ist diese Rippe. Als ob sie allein für alle der Darmkammer entrissenen Rippen aufkommen sollte, wird sie die aufnehmende Schale des ganzen Darmknäuls und das Gehäuse des Geschlechtheerdes; fest und starr angefügt dem Rückgrat, wird sie der Grundstein des ganzen hoch aufgerichteten Körperbaues und zugleich das Kapitäl, unter welches sich die Beine gleich Säulen stellen. Der schöpferische Geist, welcher am hintern Ende sich nicht mehr durch verfeinerte Bildungen und Einzelausführungen schwächen darf, ergreift eine allgemeine Massregel, welche mit einem Schlage allen besonderen Umständen und Beziehungen genügt, macht Eins gut, und es ist Alles gut. Und doch unterliess er nicht, an diesen nothwendig massenhaften Bau die feine und sinnvolle Hand anzulegen. Schaut an das Becken eines Weibes: welche Anmuth der Form in Schwingungen und Biegungen, in Wölbungen und Höhlungen; und der Kunstverständige muss rufen: welche Kunst! Und wer die Räume der Höhle ausmisst, dieser Pforte der Geburt, und nun weder ein Darüber, noch ein Darunter des Nöthigen findet, der muss den Kopf schütteln und sagen: welche Weisheit!

Aber nach einem solchen Bauwerk versiegt plötzlich die bildende Kraft, und sowohl der Rückgrat, als dessen Rippen verschrumpfen ganz mit den wenigen hinter dem Becken gelegenen Wirbeln.

Schwanzrippen.

Bei den Thieren und besonders bei den niederen Formen, wo das Becken nicht jene hohe Bedeutung hat und die Wirbelsäule sich noch als langer Schwanz fortsetzt, lässt sich auch die Rippenbildung ebenfalls verfolgen. Schon wurde Meckel durch augenfällige Beispiele gezwungen, bei gewissen bauchwärts gehenden Anhängen, welche er im Ganzen „untere Dornfortsätze“ nennt, an Rippen zu denken: „Bei den meisten langgeschwänzten Säugethieren finden sich in einer grössern oder geringern Menge, gewöhnlich an den meisten Wirbeln, im Allgemeinen im geraden Verhältniss mit der starken Entwicklung des Schwanzes, stark ausgebildete untere Dornfortsätze, welche zwischen je zwei Wirbeln liegen, die oberen und zum Theil bedeutend, namentlich bei Castor, Sciurus, Hystrix, Myrmecophaga, Manis, oft an Länge übertreffen, und sich bisweilen auch da finden, wo jene fehlen. Namentlich ist dies bei Dasypus, Kängurus, den hinteren Wirbeln der Cetaceen der Fall. Sie unterscheiden sich von den oberen im Allgemeinen durch den Umstand, dass sie nicht mit den Wirbeln, zwischen denen sie liegen, verwachsen. Besonders stark sind sie bei den Ameisenfressern. Bei M. didactyla sind die beiden ersten in der Mitte nicht vereinigt, wohl aber die übrigen. Man kann sie sehr wohl mit Rippen, die mit einander verwachsen wären, vergleichen.“ Es sind echte, wirkliche Rippen. Sie sind auch da noch zu erkennen, wo sie als kleine Knötchen, paarig oft zu einem Stück verschmolzen, an bezeichneter Stelle sitzen. Als solche lassen sie bei-

allen geschwänzten Thieren sich wiederfinden. So wie die Rückenbogen bei den Schwanzwirbeln zuletzt verdornen, ohne eine Markhöhle zu lassen, so versiegen die Bauchrippen des Schwanzes, ohne eine Darmhöhle zu umringen.

Rückblick.

Wir wollen noch eine kurze Schlussrechnung halten. Bestimmtes Zahlenverhältniss herrschte nur am Kopfende. Wir haben immer mit fünf Kopfwirbeln und mit sieben Halswirbeln zu thun. Aber das hintere Ende ist lange noch ein mehr gleichgültiges und die Zahlen lassen sich nicht unter ein bestimmtes Maass bringen. Nur in der gerundeten Vollendung des menschlichen Gerippes gleichen sich Abtheilungen von gleichem Werthe und gleicher Bedeutung aus. Deshalb finden wir neben jenen zwölf Wirbeln abermals zwölf Brustwirbel, und rechnen wir die fünf Bauchwirbel mit den sechs Kreuzwirbeln und einem Schwanzwirbel zusammen, so haben wir wieder zwölf Wirbel. Ich spreche von einem Schwanzwirbel, denn in Embryonen finde ich als typisch fast immer nur die fünf Lendenwirbelglieder und dann noch sieben Glieder, welche später dahin verwachsen, dass sechs mehr ein Stück bilden, während eins loser bleibt, oder dass fünf mehr ein Stück bilden, während zwei loser bleiben, und an diese schiessen erst später noch ein Paar kleine Körper an. Die typische Gliederung beim Menschen ist also in drei Dutzenden bestimmt, von denen das erste den Kopf, das zweite die Brust und das dritte den Bauch repräsentirt. Durch jene Einschnürungen zwischen der Brust und den Enden, als Hals und Dünnung, sind die drei Dutzend-Abtheilungen förmlich und merklich angedeutet. Jede Abtheilung greift durch in beide Systeme, sowohl des Rückens, als des Bauches; jede Abtheilung wird Rüstung ihres Theiles von der Markröhre und der Eingeweideröhre. In der grossen Anlage hat also das Duodezimalmaass den Vorsitz, in eine Dreieinigkeit gebunden. Aber es bildet sich im Kopftheil ein doppelter Gegensatz, erstens zwischen Kopf und Sinn, d. h. zwischen Schädel und Antlitz, zweitens in seinem Halstheile und dem Arme ein zweiter Gegensatz: Kopf und Arm. Aber hier spielt wieder das Dezimalmaass eine Rolle — fünf Kopfwirbel und fünf Antlitzrippen und fünf Armrippen, denn auf die sieben Halswirbel kommen eine Zungenrippe, eine Schulterrippe, fünf Armrippen. Rechnet man aber die Zungenrippen zum Kopfhaushalt, und die Schulter zum Arm, so ist die Zwölfzahl wieder halbirt. Jetzt folgen zwölf Brustwirbel und zwölf Rippen, und dann fünf Bauchwirbel und fünf Bauchgliederrippen, endlich sechs Kreuzwirbel mit den Schwanzwirbeln und eine Beckenrippe und dahinter Rudimente.

Wo die Natur aus mehreren Theilen eine abgerundetere Einheit darstellen will, liebt sie die Drei-

und Fünfzahl, wo sie mehr gleichmässig sondert, abtheilt, die Zwölfzahl oder deren Hälfte.

Sehen wir die Wirbelsäule in Beziehung auf ihre Beweglichkeit an, so finden wir die Enden steif: Schädel- und Antlitzgerippe sowohl strebt zur allgemeinen Verschmelzung und Gehäusebildung, als auch die Kreuzbeckengegend. Ihnen zunächst liegen die beweglichsten Wirbel, die des Halses und der Dünnung. Diesen entsprechen die ihnen zugehörigen beweglichsten Rippen, die der Gliedmassen. Denn dadurch, dass an diesen Stellen die Rippen wegfielen, wurde est die grosse Gelenkigkeit der Säule möglich, und ebenso dadurch, dass die Gliedmassenrippen ihrer Säule entsprangen, konnten sie zur freiern Bewegung gedeihen. Dies Verhältniss ruht in der Erlösung von gegenseitiger Gebundenheit. Endlich hat sich in der Mitte noch die mittlere Weise erhalten: bewegliche Brustwirbel, aber doch nicht so beweglich, dass sie eine gewisse Steifheit dabei einbüssten. Ihnen entsprechen wieder die zugehörigen Rippen dem Grade der Beweglichkeit nach: sie sind nur so beweglich, als es die Starrheit des reifigen Brustpanzers zulässt. Wir haben oben gesehen, als es sich um die Verbindung der Säulenglieder handelte, wie dieselben in Beziehung auf ihre Beweglichkeit sympathisirten mit den zugehörigen Wirbelbogen, wir haben jetzt gesehen, wie derselben Sympathie auch das Bauchgerippe zugethan ist.

Die Säule schreitet in ihrer Entwickelung in die Dicke mehr neben der Entwicklung des Bauchgerippes in die Weite her. Daher sehen wir in der idealen Mitte die Säule am dicksten, nach hinten und vorn sich zuspitzend, sie passt sich mehr der massigern Bauchröhre an. Es muss die Säule der ganzen Masse entsprechen, und dieses spricht sich besonders durch die Bauchröhre aus. Rückt nun die Mitte durch Einschrumpfen des Schwanzes und durch vorwiegende Bildung der Hintergliedmassen fast in das hintere Ende der Säule, so gewinnt die Säule hier ihre grösste Dicke. Tritt der Schwerpunkt endlich ganz in die Säulenachse und summarisch in das untere Ende der Säule, so muss natürlich dort dieselbe am stärksten sein. Und so erblicken wir es in den Lendenwirbeln und in den ersten Kreuzwirbeln, denen sich das Becken-Capitäl der Beinsäulen anfügt. Um jedoch diese Beschreibung zum innigeren Verständniss zu führen, müssen wir uns in eine allgemeinere Betrachtung der Bildung einlassen.

Der organische Trieb wirkt nur im Vorhaben eines Ganzen. Soll dieses Ganze einen Theil besonders entwickeln, so muss von diesem Ganzen für denselben etwas entzogen werden, und es bleibt so viel weniger für das Uebrige an Bildungsmaterial übrig. Dies ist das Gesetz der Gegenwirkung des Wachsthums. Die Bildungstriebe ergänzen und bedingen sich entgegnend. In einer solchen Gegenseitigkeit stehen das Rückensystem und das Bauchsystem. Wo nun das Rückensystem die Oberhand gewinnt, da geschieht es auf Kosten des Bauchsystems, und wo jene Seite zusammenkriecht, da geschieht es zu Gunsten dieser Seite. Gleichzeitig schreitet aber die Gegenwirkung zwischen vorn und hinten fort in beiden Systemen. Je mehr der Schädel sich höhlt und weitet, desto mehr verkürzt sich das Antlitz; je mehr der Schädel sich rundet, desto mehr verkürzt sich der Rückgrat. Aber so wie der Rückgrat hinten abnimmt im Wachstum, so fängt das Bauchgerippe hinten an dasselbe an sich zu reissen, und als Becken hinten das Antlitz vorn zu überwiegen. Hält der Schädel Antlitz und Vordergliedmassen in Unterordnung, so vermag der Rückgrat hinten nicht Becken und Bauchgliedmassen zu bändigen, denn es ist selber durch den Schädel gebändigt zur Enge und Kürze. Daher hält mit der Entwickelung des Schädels diejenige der Hinterbeine gleichen Schritt. So treten die entgegneten Enden entgegneter Systeme in einen Gegensatz, welcher erst ein vermittelter, gleichsam diagonaler, ist, Kopf und Beine. Denn die Längenrichtung sucht vorn und hinten eine Spitze. Dieser Versuch gelingt anfangs vorn im Antlitz als Schnauze, hinten als Schwanz. Zuletzt gelingt das Streben in höchster Weise: der Schädel (Rücken) wird das eine Ende und die B a u c h glieder das andere Ende. Und ist es nicht, als ob die Bauchgliedmassen in die

Natur der Wirbelsäule übergehen und sie ergänzen wollten, nicht, als ob das zweigige System der Gliedmassenrippen sich zum Stammigen in Gestalt zweier Säulen erheben, und die im Sinne einer allgemeinen Concentration nothwendige Verkürzung des ganzen Leibes durch dieses Ansetzen die fast verlorene Längenrichtung wiederherstellen wollte?

Aber diese Durchbildung des Gegensatzes zwischen Kopf (Schädel) und Beine hat als eine beiläufige Erscheinung die Aufrichtung; denn so wie der Schädel sich rundet und höhlt, hebt sich die Säule des Halses, als ob ein Streben sich regte, wenigstens das Edelste der Erde zu entheben. Die seitlichen flossigen Vorderbeine stellen sich senkrechter unter den Vorderleib und erhöhen abermals den Kopf. Jetzt fangen auch die seitlichen hinteren Flossbeine an sich senkrechter zu stellen und der ganze Leib ruht frei über dem Boden. Das Thier ruht wagerecht auf vier Beinen, zwischen denen der Schwerpunkt des Ganzen, das Mittel des Rückenbalkens oder der Höhenpunkt des Rückenbogens liegt, während vor und hinter den Stützen Kopf und Schwanz frei ragen. Das Thier tritt an den senkrechten Baum, richtet sich daran auf, klettert an ihm und äfft eine gerade Stellung nach.

Aber welche Umwandlung hat inzwischen die innere Natur des Thiers erfahren müssen bis zu diesem Punkt. Die Abrundung des Leibes und besonders des

Kopfes liefert nur den Wiederschein des Fortschrittes in der verfeinerten Entwicklung, eine Concentration, die den centrifugalen Ausbruch starker Hintergliedmassen zum Gegensatz herausrufen und an die Längenachse des Rückgrats Seitensprossen im Sinne einer höhern Einheit ansetzen durfte. Was gehörte alles dazu, ehe der Mensch aufrecht, selbstständig, in sich ruhete, ehe er das Haupt gen Himmel erhob und sein Fuss die Erde trat. Was gehört dazu, ehe das Kind zweier Welten aus seinem schwindelnden Wanken zur sichern Haltung gelangt, seiner bildsamen Natur durch Selbstübung den festen Gang verdankt und das schwere, übervolle Haupt dem verwandten Pole himmelwärts, dem Lichte, zuwendet. So wie der Mensch sich erhoben, so sind dem Kopf die vorderen Gliedmassen gefolgt, und befreit von der Last und dem Boden sind sie freie Werkzeuge zum Handeln geworden, und die hinteren, ganz heruntergekommen, erfüllen allein den subalternen, einförmigen Dienst der einfachsten Locomotive. Mit ungebeugtem Nacken steht er da, der Sohn der Freiheit, das ist der Stempel seiner Hoheit. Das Thier richtet seinen Hals aufwärts, es vermag nur seinen edelsten Theil zu erheben: der Mensch ist ganz Hoheit. Richtet auf einen Vierfüsser auf seine Hinterbeine ganz in seine Längenachse, und der Hals mit dem Kopf ragt hinten über den Rücken hinaus, die Schnauze ist gen Himmel gerichtet, und die ganze Sinnenwand der Erde entrückt. Die aufrechte Stellung kündigt den Himmelanstrebenden Göttersohn an, aber er durfte der Erde nicht entfremdet werden mit seiner Sinnigkeit, welche die irdische Vormundschaft übernehmen sollte. Deshalb krümmte sich blos die Säule im Kopfe dem Wagerechten näher und führte ihn der Mutter Erde wieder zu.

Was alles hängt mit dieser unscheinbaren Krümmung der Säule im Kopfe zusammen. Thun wir einen grossen Blick auf das ganze Gerippe. Bei dem Rippenvisier im Antlitz fällt besonders in die Augen, dass alle Rippen sich nach vorn und hinaufkrümmen, die hinteren die vorderen etwas überwachsen, als längere und weitere, und so vorn und seitlich überragen. Die Gruppe bildet einen Kegel, dessen Basis der Unterkiefer, dessen Spitze die Nasenbeine. Setzen wir diese Kegelröhre durch die Brust fort bis zum Bekken als dessen Grundbasis; beginnen wir hier hinten die Markröhre als in ihrer Spitze gegen den Schädel als zur Basis, einen zweiten Kegel, zu verfolgen, so haben wir jene röhrige Kegel mit entgegneter Lage — jenen Januskopf, nach Licht und Finsterniss schauend, eine Seelenröhre und eine Leibröhre. Je reiner und reifer sich jegliche der andern gegenüber entwickelt, desto höher die Bildung. Und die Geiströhre wölbt sich zur Kuppel des gottgeweihten Domes, neigt sich schützend vorn über und beherrscht so ganz den unter ihr liegenden Leib; und das Thier mit seinen Bauchringen kriecht demüthiger und demüthiger herauf und lagert sich unter seinem Herrn. Dieser vollkommene Sieg des Geistigen über das Leibliche ist das Menschliche. Das will jenes ideale Profil sagen, das der Grieche mit seinem ahnungsvollen Geiste so sicher herausfand.

Alle diese Betrachtungen kreisen um jenes Gesetz der Gegenwirkung der bildenden Kraft im Sinne der Durchbildung eines Ganzen, ein Gesetz, welches auch sofern die Durchbildung nur in den Theilen wandelbar sich offenbart, auch das Gesetz der Eintheilung oder Vertheilung genannt werden könnte. So wie im Kreise der gewerblichen Betriebsamkeit sich herausstellt, dass je mehr die verschiedenen Stufen der Arbeit an besondere Personen vertheilt werden, desto geschicktere Arbeiter sich bilden, und förderlicher die gesammte Wirksamkeit ist, so hat auch die Natur in ihrer Werkstatt diese Einrichtung getroffen und durch Vertheilung von Kräften in einem organischen Einzelstaat Vortrefflichkeiten hervorgerufen, die eine kümmerliche Vielseitigkeit niemals hätte erreichen können. Sofern die Geltung eines Theils für mehrere Theile oder für das Ganze in Betracht kommt, haben wir diese Verfassung als Repräsentation aufgestellt, jenes grosse, lebendige, entwickelnde Prinzip, aus gleichartigen Massen vertretende Gruppen verschiedenen Grades zu constituiren, und in diesen wiederum vielartigen, gesonderten Kräften freiern Spielraum zu geben, gehalten unter dem Bewusstsein gegenseitiger Abhängigkeit zum allgemeinen Bestehen, gleicher Gültigkeit für die höhere Harmonie des Ganzen und gleicher Theilnahme an dem Genusse grösserer Fülle der Gesammtwirkung.

Ist auch das Gerippe gleichsam nur der erstarrte Leichnam einer entflohenen Seele, so erkennt man doch in den harten Zügen ganz den treuen Abdruck seines Lebens und Wirkens, das von dem feinern organischen Getriebe, wie von seiner Psyche umflattert wird.

Das Gerippe stellt vor die starre Hieroglyphe einer grossen Begebenheit, die also gedeutet werden könnte.

Es traten einst alle Glieder der Körperschaft zusammen, um sich über die zweckmässigste Einrichtung zu berathen. Der Sprecher des Centrums begann und sprach: „Wir wollen den Stamm darstellen." Und es geschah und es stand die Säule. Der von der Rückenseite fuhr fort: „Wir wollen das zarte, empfindsame Mark umringeln und schützen." Und die vorderen Ringe wölbten sich zum Helm, die Markkugel zu umfassen, die hinteren fügten sich zur festen Röhre, um Haltung und Biegsamkeit des Leibes zu vermehren. Da trat der Sprecher von der Bauchseite vor: „Wir sind Schirm und Rüstung der Eingeweide und sind zugleich Füsschen unter der Haut; wir liegen alle schmachvoll auf der Erde und schlängeln widrig dahin; lasst uns einig werden und zum allgemeinen Wohle unsere kümmerliche Selbstständigkeit aufgeben.“ Und die vorderen Rippenringe gaben ihre Beweglichkeit auf und wurden ein Visier um die Sinne. Die nächsten rüsteten sich mit Zähnen, beweglich gegen einander, und wurden Kiefer; die folgenden wurden der Lunge ein Sparrwerk. Da rief Einer aus der nächsten Zahl: „Wir wollen uns zusammenthun und statt der vielen Füsschen jederseits ein Bein darstellen.“ Und sie gaben ihre kleinliche Selbstsucht auf und fügten sich in einander: sie wurden jederseits ein langer, starker, gegliederter Fuss und sie trugen das vordere Ende erhoben. Da schlug unter den Folgenden Einer vor: „Wir brauchen nicht mehr zu gehen, wir wollen um Lunge und Herz einen Harnisch schliessen und uns bewegend Luft athmen lassen.“ Und es geschah. Aber das hintere Ende lag noch an der Erde. Da traten die nächsten zusammen und thaten ein Gleiches wie die am Halse, und siehe da, das hintere Ende wurde ebenfalls erhoben getragen von schnellen Füssen. Und der lästige Schwanz schrumpfte ein und gab freiwillig seine Kraft den Hinterbeinen. Da erhub sich das Thier aufrecht mit seinem Vorderleibe, und die Hinterbeine waren stark genug das Ganze zu tragen. Die Vorderglieder waren erlöset und bewegten sich nach Lust und Belieben. Da dehnte und fügte nnd ebnete sich der ganze Leib zur schönsten Rundung und Wohlgestalt, ein Ebenbild Gottes. Und es war aus dem niedrigen Erdenwurme — der Mensch, der Herr der Erde geworden.

Druck von J. G. Brüschcke.

MIX
Papier | Fördert gute Waldnutzung
FSC® C083411

Zeitfracht Medien GmbH
Ferdinand-Jühlke-Straße 7
99095 Erfurt, Deutschland
produktsicherheit@kolibri360.de